차율신경을 알면
건강이 보인다

Foreign Copyright:
Joonwon Lee
Address: 10, Simhaksan-ro, Seopae-dong, Paju-si, Kyunggi-do,
          Korea
Telephone: 82-2-3142-4151
E-mail: jwlee@cyber.co.kr

자율신경을 알면 건강이 보인다

2013. 10. 10. 1판 1쇄 발행
2019. 12. 18. 1판 2쇄 발행

지은이 | 이세복
펴낸이 | 이종춘
펴낸곳 | **BM** (주)도서출판 성안당

주소 | 04032 서울시 마포구 양화로 127 첨단빌딩 3층(출판기획 R&D 센터)
      | 10881 경기도 파주시 문발로 112 출판문화정보산업단지(제작 및 물류)
전화 | 02) 3142-0036
     | 031) 950-6300
팩스 | 031) 955-0510
등록 | 1973. 2. 1. 제406-2005-000046호
출판사 홈페이지 | www.cyber.co.kr
ISBN | 978-89-315-8888-0 (03510)
정가 | 13,000원

이 책을 만든 사람들

책임 | 최옥현
진행 | 정지현
본문 디자인 | 임형준
표지 디자인 | 박원석
홍보 | 김계향
국제부 | 이선민, 조혜란, 김혜숙
마케팅 | 구본철, 차정욱, 나진호, 이동후, 강호묵
제작 | 김유석

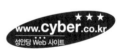

■ 도서 A/S 안내

성안당에서 발행하는 모든 도서는 저자와 출판사, 그리고 독자가 함께 만들어 나갑니다.
좋은 책을 펴내기 위해 많은 노력을 기울이고 있습니다. 혹시라도 내용상의 오류나 오탈자 등이
발견되면 **"좋은 책은 나라의 보배"**로서 우리 모두가 함께 만들어 간다는 마음으로 연락주시기
바랍니다. 수정 보완하여 더 나은 책이 되도록 최선을 다하겠습니다.
성안당은 늘 독자 여러분들의 소중한 의견을 기다리고 있습니다. 좋은 의견을 보내주시는 분께는
성안당 쇼핑몰의 포인트(3,000포인트)를 적립해 드립니다.
잘못 만들어진 책이나 부록 등이 파손된 경우에는 교환해 드립니다.

차율신경을 알면
건강이 보인다

이세복 지음

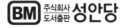 주식회사 성안당
도서출판

차 례

1장

우리 몸을 제대로 알면
125세까지 건강하게 살 수 있다

우리 몸을 제대로 알면
125세까지 건강하게 살 수 있다

01

1990년 초반 어느 신문의 해외 토픽난에 아흔이 넘은 알바니아 노인이 옆자리에 20대의 어여쁜 아가씨를 앉힌 채 파이프 담배를 입에 물고 활짝 웃으며 마차를 몰고 가는 사진이 커다랗게 실린 적이 있다.

사연인즉, 그들 두 사람은 결혼식을 올리기 위해 예식장으로 가는 길이었고, 더더욱 놀라운 사실은 1년 후 그들 사이에서 건강하고 튼실한 아기가 태어났다는 것이다.

우리나라 사람들이 이런 이야기를 듣는다면 대부분 '그 노인은 대체 뭘 먹었길래 그 나이가 되도록 그렇게 힘이 좋대?' 하고 궁금해 할 것이다.

그러나 그 알바니아 노인 같은 경우 산삼이나 녹용을 먹어 그렇게 건강한 것은 아닐 것이다.

서양 사람들은 녹용을 먹지도 않을 뿐더러 알바니아에서 산삼 같은 게 생산되는 것도 아니니 그 노인이 산삼이나 녹용을 접할 기회는 없었을 것이다.

그렇다면 그 노인이 그렇게 건강할 수 있었던 비결은 과연 무엇이란 말인가?

그 노인은 특별히 하느님으로부터 다른 사람과는 뭔가 다른 건강이라도 선물 받은 것일까?

그렇지도 않을 것이다.

장수를 누리는 다른 모든 사람들과 마찬가지로 그 노인이 그렇게 건강할 수 있었던 것은 자기 몸을 잘 관리하였기 때문이다.

누구든 자신의 몸을 제대로 관리하기만 한다면 그 노인의 경우처럼 건강하고 활력 있게 살 수 있다.

사실 우리의 몸은 그만큼 건강하게 살 수 있도록 만들어져 있다. 우리의 몸 안에는 우리가 상상할 수도 없는 어마어마한 능력이 갖추어져 있으며, 그 능력을 본인 스스로 훼손시키지만 않는다면 언제까지나 건강하게 살 수 있다.

우리에게 주어진 건강과 천수를 누리지 못하는 이유 또한 자기 자신의 몸을 잘못 관리한 탓이지, 누구의 잘못이나 특별한 것을 먹지 못해서 그런 것은 아닌 것이다.

사실 우리의 몸 안에는 암이나 에이즈마저 물리칠 수 있는 강력한 면역력이 갖춰져 있고, 어떠한 질병 상태에서도 원래의 건강 상태로 회복될 수 있는 회복력이 있으며, 어떠한 응급 사태나 육체적 과로 상태로부터 우리 몸을 지켜줄 수 있는 예비력도 있고, 어떤 가혹한 환경이나 정신적 스트레스 상황에서도 우리 몸을 지켜나갈 수 있게 해주는 적응력도 있다.

우리 몸 안에 있는 이와 같은 능력이 언제나 제대로 기능하게 할 수만 있다면 우리는 그 어떤 질병의 두려움도 없이 건강하게 우리에게 주어진 천수를 누릴 수 있을 것이다.

사람들은 흔히 "오래 살아 뭐해, 그저 살면서 아프지만 않으면 그만이지"라는 말을 자주 하곤 한다. 그러나 이 두 가지 개념, 즉 아프지 않는 것(건강)과 장수는 각각 독립적으로 존재하는 것이 아닌 하나의 개념이다. 즉, 건강하면 아프지 않게 되고 저절로 장수할 수 있는 것이다.

반대로 건강하지 못하면 늘 아프게 될 뿐만 아니라 우리에게 주어진 수명을 다 살 수 없게 된다.

사람은 과연 얼마나 오래, 건강하게 살 수 있을까?

불과 몇 년 전까지만 해도 대다수의 과학자들은 인간의 수명은 대개 그 성장기의 5배, 즉 성장기를 대략 25년으로 본다면 125세까지 살 수 있다고 말해 왔다.

그러나 새 천년이 시작되던 2000년 9월, 필자는 깜짝 놀랄 만한 학설을 듣고 관심을 가지게 되었다. 그 출처는 세계적으로 명성과 권위가 드높은 《사이언스》라는 과학 전문지에 실린 연구 논문이었는데, '인간의 수명에 있어 한계는 없다는 게 입증되었다'는 내용이었다.

지난 300년 동안 스웨덴 사람들을 대상으로 인간의 수명에 대한 한계를 철저히 연구 분석하여 자신의 논지를 과학적으로 밝혀 놓은 것이었다.

하지만 굳이 이 논문을 인용하지 않더라도, 지금까지 과학적으로 입증된 인간의 노화와 수명에 대한 연구 결과만 가지고도 인간 수명의 한계는 125년이 아니라 그 이상이라는 사실이 입증될 수 있으리라 필자는 생각한다.

살아 있는 다른 모든 생명체와 마찬가지로, 인간 또한

생명을 유지하기 위해 끊임없이 새로운 세포를 만들어 내고 그것을 낡은 다른 세포와 교체해 나가고 있기 때문이다.

이러한 활동을 계속 유지해 나가면서 3년 정도의 시간이 흐르게 되면 사람 몸 안에 있는 세포란 세포는 모두 새로운 것으로 바뀌게 된다.

이러한 관점에서 보면 사람의 육체적 나이는 언제나 세 살 정도밖에 안 된다고 할 수 있다. 세 살밖에 안 되는 육체에 '늙었다'는 말을 붙이는 건 너무하지 않은가!

이렇게 새로운 세포가 만들어지는 데 있어 유전자는 매우 중요한 역할을 한다. 불과 몇 년 전까지만 해도 새로운 세포가 만들어질 때마다 유전자 꼬리가 하나씩 잘려 나가게 되고, 이러한 과정을 계속 반복하면서 유전자의 꼬리가 완전히 없어지게 되면 더 이상 새로운 세포를 만들지 못해 죽게 되는 것이라고 생각해 왔었다.

그러나 최근 이 유전자 꼬리가 무조건 닳아 없어지는 게 아니라 새로 복원되기도 한다는 사실이 밝혀져 주목을 받고 있다.

이렇게 유전자 꼬리를 복원시켜 주는 유전자를 장수 유

전자라 하는데, 이 장수 유전자를 발견하여 노벨상을 수상한 벤저(Benzer) 박사에 의하면 이론상 인간은 1000살까지도 생명을 유지할 수 있다는 것이다.

즉, 하나씩 잘려 나가는 유전자 꼬리를 장수 유전자가 복원시키는 과정이 계속하여 이어질 수만 있다면 천 년뿐만 아니라 영원히 죽지 않고 사는 것도 결코 불가능한 일은 아니다.

단지 우리를 둘러싸고 있는 자연적 환경이나 사회적 환경이 장수 유전자의 기능을 위축시켜 불가능한 일인 것처럼 느껴지는 것뿐이다.

즉, '인간은 노쇠하여 죽는 것이 아니라 스스로 자살하고 있다'는 어느 철학자의 말은, 있는 그대로의 사실을 잘 표현한 것이라는 감탄을 자아내게 한다.

그런데 이렇게 영원한 생명을 유지할 수 있게 해주는 장수 유전자를 지닌 우리의 현재 상태는 어떠한가?

우리가 과학적 연구를 통해 얻어낸 수치 125년은 고사하고 고작 80년도 채 안 되는 기간 동안 온갖 질병에 시달리며 힘겹게 살아가고 있는 게 우리의 실정이다.

왜 이렇게 주어진 수명도 다하지 못한 채 지긋지긋한 질병을 등에 업고 짧은 생을 살아가게 되었을까?

수명 문제는 그렇다고 치자. 건강 문제는 또 어떠한가?

고작해야 우리에게 주어진 수명의 2/3 정도인 80년 정도밖에 생을 유지하지 못하면서 아픈 곳은 왜 그리도 많은지……

인간의 삶이란 정녕 질병과 함께 살아가도록 만들어진 것일까?

우리 몸은 아프지 않게끔 만들어졌다

'원래 우리 몸은 아프지 않게끔 만들어졌다'고 말하면 대부분의 사람들은 '무슨 소리냐', '말도 안 되는 소리'라고 이의를 제기할 것이다.

만약 그렇다면 우리 주변에서 흔히 볼 수 있는 수많은 환자들은 어떻게 설명해야 하며, 해마다 질병을 치료하기 위해 의료비로 지출되는 십 몇 조 원 이상의 어마어마한 지출은 무엇이냐고 말이다.

당연히 우리들 주변에는 질병으로 인한 고통에 시달리

고 있는 환자들도 많고, 또 우리를 병들게 만드는 위험 요소들도 곳곳에 도사리고 있다. 그러나 그것과 우리가 살아가며 질병을 얻게 되는 것과는 아무 관계가 없다. 앞서 말한 우리 몸 안의 네 가지 기능, 즉 면역력, 회복력, 적응력, 예비력(이제부터 이 네 가지 기능을 통칭하여 방어력이라 부르기로 한다)이 제대로 작동할 수 있도록 관리를 잘 해준다면 그러한 질병과는 아무 관계없이 삶을 살아갈 수 있기 때문이다.

쉽게 말해, 우리가 병에 걸리게 되는 이유는 우리 몸을 제대로 관리하지 못해 앞서 말한 우리 몸의 방어력이 무너졌기 때문이라고 할 수 있다.

사실 우리가 은연중에 가지고 있는 '병이란 살다보면 어쩔 수 없이 생기게 되는 것'이라는 생각도 질병을 너무 당연하게 받아들이는 데 한 몫 하고 있다.

이건 정말로 잘못된 생각이며, 이런 생각은 반드시 없애야 할 것이다.

병이란 나의 부주의 때문에 생긴다

병이란 자신의 부주의로 인해 얻게 되는 것이라고 고쳐 생각하는 순간, 우리는 질병에서 벗어날 수 있는 길에 들어선 것이라고 볼 수 있다.

즉, 자기 자신의 부주의로 인하여 질병을 얻었으니 이러한 상황에서 벗어나기 위해 제일 먼저 해야 할 일은 자신의 잘못된 점을 알고 그것을 고쳐 나가야 한다고 생각하기 시작하는 것이다.

그러한 생각이 생각에만 그치는 게 아니라, 실행으로 옮기기 위한 최소한의 노력이 동반된다면 질병은 더 이상 우리를 괴롭히지 못할 것이다.

이러한 생각을 좀더 확고히 하고 좀더 노력을 기울이기 위해 지금 우리가 알아야 할 것은 바로 건강에 관한 지식일 것이다.

어떤 일이든 그 사실에 대한 확신을 가지지 못한다면 그일을 하는 데 있어 최선을 다하기가 어렵기 때문이다.

건강을 지키려면, 먼저 건강에 대해 정확한 지식을 가져야만 하는 이유도 여기에서 찾을 수 있다.

우리의 몸은 본래 아프지 않고 건강하게 살 수 있도록 만들어져 있음에도 불구하고, 단지 어떻게 관리해야 하는지를 모르기 때문에 건강을 잃게 되는 것이다. 이렇게 해서 하나밖에 없는 목숨마저 잃어버리게 된다면 그 얼마나 억울한 일이겠는가!

이러한 억울함을 당하지 않기 위해서라도 이제부터 우리 몸에 대해 하나하나 공부하여야 한다.

우리 몸의 면역력은 암과
에이즈마저 물리칠 수 있다

02

앞에서 여러 번에 걸쳐 언급했듯이 우리 몸은 125년쯤은 충분히 살 수 있으며, 그렇게 살아 있는 오랜 시간 동안 어떠한 질병 없이 건강하게 살아갈 수 있게 되어 있다.

믿기지 않는 얘기라고, 단지 우리의 흥미를 유발하기 위한 구호에 그치는 내용일 것이라고 반문할 수도 있다. 그럼, 이제 정말로 우리의 몸이 그와 같은 능력을 지니고 있는지에 대해 하나씩 알아보기로 하자.

1980년대 중반 미국에서 발행되는 세계적으로 유명한 시사 잡지 표지에 열심히 달리고 있는 한 중년 남성의 사진이 실려 화제가 된 적이 있다.

사람들은 왜 그렇게 평판 높은 잡지의 표지에, 그것도

'나는 아직도 달리고 있다'는 타이틀과 함께 그 사진이 인쇄되어 있는지 의아하게 생각했다.

그 이유인즉, 그 중년 남성은 그 잡지 발행 날짜의 10년 전 즈음, 그 당시 암에 관한 한 세계 최고라는 명성을 얻고 있던 어느 대학병원에서 간암 말기이며 앞으로 약 3개월 정도밖에 살 수 없으니 병원 치료보다는 집에서 요양이나 하며 마지막 여생을 정리하라는 담당 의사의 권유를 받은 적이 있었다. 희망이 없다는 암울한 소식을 안고 집으로 돌아온 그는 절망의 나락에서 흐느낌의 끝에 이제 서서히 자신의 남은 삶을 정리해야겠다고 생각하기에 이르렀다.

한창 삶에 흥미를 갖고 애착을 느낄 나이에 불치병에 걸려 치료 한 번 제대로 받아보지 못하고 죽음을 준비하라는 통고를 받은 그의 심정이 얼마나 착잡했겠으며, 또 자기 인생에 대한 회한이 얼마나 컸을지는 굳이 자세한 상황을 모르더라도 쉽게 상상하고 느낄 수 있다.

그러나 절망의 구렁텅이에서 헤매는 좌절과 비관보다는 자신의 지나간 인생을 되돌아보며 반성을 게을리하지 않는 쪽을 택한 그는 결국 자기의 인생이 너무나도 자기 자신만을 위한 삶이었다는 자책감을 갖고 얼마 남지 않은 자기의 삶이지만 가족과 이웃에게 봉사하기로 마음먹게 되었다.

투병 생활로 힘들고 지친 자기의 몸으로 할 수 있는 일을 찾던 그가 마침내 찾아낸 일은 청소였다.

남은 생 동안 가족을 위해 최선을 다하겠다는 마음가짐으로 쓸고 닦으며 집안 청소를 마치고 나면, 비록 힘들고 아픈 몸일지라도 자기 자신이 아닌 남을 위해 봉사 활동을 했다는 기쁨으로, 그 아픔 정도는 충분히 참고 이겨낼 수 있게 되었다.

그리고 그 기쁨에 힘을 얻어 조금씩 활동 반경을 넓혀가기 시작했다. 집안 청소에서 마당 청소로, 마당 청소에서 이웃집 골목 청소로.

그러다가 좀더 욕심을 갖게 된 그는 주어진 시간 안에 좀더 넓은 곳을 청소하기 위해 걷는 것보다는 뛰어다니는 쪽을 선택하게 되었다.

그렇게 이 골목 저 골목 뛰어다니며 청소를 하다 어느 날 문득 달력을 보니 어느 새 암을 선고받은 날로부터 3개월이라는 시간이 훌쩍 지나가 있었다. 그런데도 아직

그에게는 청소할 힘이 남아 있었다. 아니, 오히려 예전보다 훨씬 빠르게 뛸 수 있을 것처럼 몸이 가벼웠다.

죽음에 연연하지 않고 매일매일 뛰어다니며 청소를 하는 데 심혈을 기울였던 그는 그렇게 일 년이 지나도 아무 이상이 없자 다시 병원을 찾아가게 되었고, 거기서 그를 죽음으로 몰 것이라 예고했던 그 간암 세포가 흔적도 없이 사라져 버렸다는 얘기를 듣게 되었다.

그렇게 10년이란 세월이 흘러간 후 그 잡지의 표지 모델로 나오게 된 것이었다.

여기서 우리는 이 사실을 어떻게 받아들여야 할지 한번 생각해 볼 필요가 있다.

"나와는 상관없는 일이야. 어쩌다 운이 좋아 일어난 기적 같은 일이겠지"라든지 "우리가 모르는 절대 유일신에게 특혜를 받지 않는 이상 일어날 수 없는 일이야. 한 마디로 믿을 수 없어"라든지 "살다보면 가끔 믿을 수 없는 그런 일도 일어나곤 하지"라고 가볍게 받아들인 후 넘어가 버릴 수도 있는 일이다.

보통 우리가 신경 쓰지 않고 스쳐 지나가는 사소한 일들 속에는 엄청난 삶의 지혜가 숨겨져 있는 경우가 많다.

이 예도 그런 삶의 범주에 속한다고 볼 수 있다.

한번 듣고 흘려버리면 '남에게 일어난 기적과 같은 일'로 끝나 버리겠지만, 이 예를 기회로 하여 어떻게 이런 일이 일어날 수 있는지 살펴보고, 또 그것을 통해 얻은 바를 자기 것으로 만들 수만 있다면 더 이상 좋은 것이 없을 것이다.

그렇다! 우리도 이 일화를 통하여 다시 한 번 암에 대해서 알아볼 수 있는 기회를 가져보도록 하자.

그리고 그 미국 사람에게 실제로 일어난 기적과도 같은 일이 과연 그 사람 혼자에게만 일어난 일인지, 아니면 우리 모두에게 일어날 수 있는 일인지에 대해서도 생각해 보자.

암은 어떻게 생기게 되나?

03

암에 대해 수많은 과학자들이 실행한 연구 결과를 종합적으로 분석해 보면 다음과 같은 사실들을 알 수 있다.

오늘날 우리가 살아가고 있는 생활 환경에는 암을 일으킬 수 있는 발암 인자가 무수히 많이 존재하며, 이 발암 인자가 쉬지 않고 우리 인체를 공격하고 있기 때문에 우리가 아무리 조심한다 하더라도 하루 30~40개 정도의 암세포가 우리 몸속에 생기게 된다.

이것은 어느 누구도 피해 갈 수 없는 운명이라 할 수 있다.

그렇다면 이렇게 암세포가 매일매일 우리 몸속에 생겨나고 있음에도 불구하고 우리가 암에 걸리지 않고 생존할 수 있는 이유는 무엇일까?

바로 암세포를 전문적으로 찾아 제거해 주는 면역 세포들이 우리의 몸속에 있기 때문이다.

T-임파구, B-임파구, NK 세포(Natural Killer 세포) 등과 같이 우리에게 비교적 잘 알려져 있는 면역 세포들과 그 밖에 백혈구를 구성하는 여러 면역 세포들이 그 주역인데, 이들이 각자 맡은 바의 임무를 충실히 수행해 주기 때문에 우리가 기타 여러 질병으로부터 자유로울 수 있는 것이다.

우리 몸을 질병으로부터 보호하기 위한 중추적 역할을 맡고 있는 백혈구는 그 수가 대략 1조 개 정도 되며, 그중 절반 정도는 주로 바이러스나 암세포를 파괴시키는 T-임파구로 구성되어 있다.

그 외에도 우리의 백혈구를 구성하고 있는 면역 세포들 중에는 T-임파구가 바이러스나 암세포를 파괴할 수 있도록 전문적으로 암세포를 찾아 주는 면역 세포, 이렇게 찾아낸 암세포 쪽으로 그들을 파괴하는 킬러 세포를 보내도록 메신저 역할을 하는 면역 세포, 또 이러한 일련의 면역 작용이 원활하게 이루어질 수 있도록 도와주는 면역 세포 등이 있다.

이러한 면역 세포들은 질병에 대해 실로 완벽한 방어 체계를 구축하고 있다.

그러나 아무리 완벽한 면역 체계가 갖추어져 있다 해도 뜻하지 않은 일이 발생하여 제 때 제 기능을 발휘하지 못하게 된다면 어떤 일이 생기게 될까?

우선 우리의 면역 능력이 약해지게 되므로, 우리들 주변에 있는 여러 가지 세균이나 발암 인자의 공격을 이겨낼 수 없게 될 것이다. 그 결과 여러 세균성 질병에 시달리다가 우리 몸속에 생기는 암세포를 제대로 제거하지 못해 암이라는 무서운 질병을 얻게 될 것이다.

이렇게 생각해 볼 때 우리 몸에 병이 생기는 근본 원인은 바로 우리 몸속의 면역 능력이 저하되었기 때문이라고 할 수 있다.

즉, 우리 몸의 면역 기능이 제 역할을 다하지 못했기 때문에 암이 생기는 것이다.

암세포의 정체는 도대체 무엇일까?

결핵 같은 질병은 결핵균으로 인해, 에이즈는 에이즈 바이러스의 감염에 의해 발병하는 것이라면, 우리 몸속에 하루 40여 개나 축적되고 있는 암세포는 도대체 어디에서 오는 것일까?

암도 에이즈나 결핵 등과 같이 전염되는 것일까?

암은 그와 같은 전염과는 아무 상관이 없다.

암의 경우 우리 인체를 구성하고 있는 정상적인 조직세포가 암을 유발시킬 수 있는 발암 인자의 공격을 받아 세포 유전자에 변이가 일어나는, 즉 그런 종류의 유전자 변이로 인하여 정상 세포가 암세포로 바뀌게 되는 것이다.

그렇다고 해서 이렇게 바뀐 암세포가 다 암으로 진행되는 것은 아니다.

암세포로 전환된 세포가 암으로 계속해서 진행되기 위해서는 우리의 면역계에 있는 전문 암세포 사냥꾼들에게 걸리지 않고 운 좋게 자라날 수 있어야만 한다.

이렇게 생각해 볼 때, 하나의 암세포가 완전한 암으로 자란다는 것은 상상할 수 없는 수많은 난관을 거치면서 끝까지 살아남아야만 하는 아주 어려운 일이라 할 수 있다.

또한 암세포는 하나의 암세포가 2배씩 불어나므로 하나에서 둘로(이렇게 두 배로 증식되는 데 걸리는 시간은 수 주에서 수개월 정도 걸린다), 둘에서 넷으로, 이런 식으로 30번 분열하여 그 수가 십억 개 이상이 될 때 비로소 1센티미터 정도 크기의 1기 암이 되는 것이다.

암세포가 40번 정도 분열하여 1조 개 정도가 되면 그 암으로 인해 인체가 치명적인 손상을 입을 수도 있게 된다.

아무튼 암이 이렇게 자라나려면 헤아릴 수 없을 정도로 많은 시간이 필요하며, 그동안 우리 면역계가 제대로 작동하기만 한다면 암을 충분히 제거할 수 있다.

그럼에도 불구하고 우리 몸에 암이 생겼다는 건 오랜 기간 동안 우리 면역계가 암세포들에 대한 방비를 전혀 하지 못했다는 의미가 된다.

또 이것을 바꿔서 생각해 보면 우리가 암에서 벗어날 수 있는 길은 의외로 쉬울 수도 있다. 그와 같이 무너진 우리 면역계를 되살리기만 하면 암으로부터 벗어날 수 있는 것이다.

왜냐 하면 우리 면역계를 구성하고 있는 면역 세포들은

초기 상태의 암세포뿐만 아니라 완전히 성숙한 암 덩어리마저 파괴시킬 수 있는 막강한 힘을 가지고 있기 때문이다.

실제로 20여 년 전에 이미 우리 몸의 면역 세포가 성숙한 암세포를 공격하여 파괴하는 장면을 전자 현미경으로 촬영하는 데 성공하였다.

이렇게 막강한 면역 세포가 우리의 몸에 존재하고 있으므로 우리의 면역력만 정상으로 돌아온다면 어떠한 질병에서도 벗어날 수 있는 것이다.

결국 문제는 '무너진 면역력을 어떻게 살릴 수 있는가'에 있는 것이다.

다시 말기 암을 이겨낸 앞의 그 미국인 얘기로 돌아가, 그 미국인은 왜 간암에 걸리게 되었을까?

발암 인자의 공격으로 인해 정상 세포의 유전자에 변이가 일어나게 되고, 그 결과 암세포로 바뀌어 암이 발병하게 된다는 사실을 기억하는가?

또 이렇게 암세포로 변이되는 정상 세포의 수가 하루에 약 40개 정도 된다는 사실도 우리는 이제 알고 있다.

여기서 한 가지 더 생각해 보아야 할 것이 있다. 왜 그

많고 많은 조직 중에서 하필 간에 암 조직이 생겨나게 되었을까?

답은 간단하다. 한 마디로 그 사람의 조직 중에서 간세포가 가장 약했기 때문이다.

정상적인 상태에 있는 조직 세포의 경우 자체적으로 방어력이 있기 때문에 발암 인자가 한두 번 공격한다고 해서 쉽게 암세포로 변하지는 않는다.

예를 들어 불에 탄 고기를 먹으면 암에 걸릴 확률이 높다는 사실을 우리는 잘 알고 있다.

그러나 과학적 실험에 의하면 면역 세포들이 정상적으로 기능하는 경우, 불에 탄 고기를 8톤 트럭으로 약 수십 대 정도의 분량을 먹어야만 암에 걸릴 수 있다고 한다.

그렇다면 이건 현실적으로 불가능한 일이 아닌가?

그러나 만성적인 위염 등으로 인해 위의 세포가 약해져 있는 상황에서 발암 물질에 노출되게 되면 상황은 달라진다.

세포가 이미 약해져 있는 상태에서 발암 물질의 자극을 받게 되면 금방이라도 유전자 변이가 일어날 수 있는 것이다.

이렇게 생각해 볼 때 이 미국인은 평소 자기의 간을 너무 많이 혹사시켰기 때문에 간암에 걸린 것이라 할 수 있다. 예를 들어 술을 아주 많이 마셨다든지, 과로로 인해 간세포가 많이 약해져 있었기 때문에 암세포가 간에서 자랄 수 있었던 것이다.

또한 그 암세포가 삼십여 회 분열하는 오랜 기간 동안 (발견 당시 간암 말기 상태였으므로) 그 사람의 면역계는 제대로 활동을 하지 못했다는 결론도 얻을 수 있다.

어떻게 간암 말기에서 완쾌될 수 있었을까?

그럴 듯한 병원 치료나 약물 치료도 받지 않았던 그가 어떻게 해서 간암에서 완쾌될 수 있었던 걸까?

간단하다. 그의 면역력이 되살아났기 때문이라고 보면 된다.

그렇다면 무엇이 그 사람의 면역력을 되살려 놓았을까?

상황 버섯을 먹었기 때문에? 아니면 아가리쿠스? 스쿠알렌? 가시오가피?

만약 그런 것들의 도움을 받아 간암 말기에서 벗어날 수 있었던 것이라면 가뜩이나 요란스러운 걸 좋아하는 미국인들이 그냥 가만히 있었을 리가 만무하다.

단연코 그러한 기사가 한 줄도 없었던 걸 보면 적어도 지금 상상하는 그런 특별한 것은 아니라는 말이다.

그렇다면 무엇이 그 사람의 면역력을 되살려 놓았을까?

바로 그 사람의 생활 변화가 그 사람의 면역력을 되살렸던 것이다.

자기 몸에 충실한 생활, 즉 충분한 수면과 적당한 활동, 개인적인 욕심을 버리고 봉사 활동을 시작함으로써 일상의 스트레스에서 벗어날 수 있었던 것이 그의 면역력을 되살리는 데 지대한 역할을 한 것이라고 할 수 있을 것이다.

그리고 그렇게 되살아난 그의 면역력이 암을 물리친 것이다.

우리 몸의 면역계는 모든 종류의
병원균을 억제시킨다

04

우리 몸에 생기는 질병 중에는 세균이나 바이러스에 의해 발병하는 질병도 많이 있다.

그 흔한 감기 인플루엔자부터 세계인을 공포로 몰아넣고 있는 에이즈 바이러스까지 무수히 많은 세균과 바이러스들이 호시탐탐 우리 몸에 침입할 기회만 노리고 있는게 현실이다.

자칫 방심하거나 조금만 관리에 소홀해도 어김없이 찾아오는 감기, 편도선염, 인후염, 기관지염, 비염, 중이염 등등 우리를 괴롭히는 세균성 질병이 어디 한 둘이란 말인가.

그런데 이렇게 많은 갖가지 세균들이 호시탐탐 기회를 엿보며 우리들 주변에 가득 있음에도 불구하고 우리가 매일매일 질병에 시달리지 않을 수 있는 이유는 무엇일까?

세계사를 되돌아보면 약이라고는 찾아보기 힘들었던 중세 시대에, 유럽 전 지역에 걸쳐 흑사병을 일으키는 페스트균이 휩쓸고 지나갔던 역사가 있다.

기록에 의하면 이때 전 유럽 인구의 약 1/3 정도가 그 흑사병으로 인해 사망하였다고 한다.

그 당시에는 우리가 흔히 마이신이라 부르는 항생제가 존재하지도 않았으므로 페스트균이 지나간 지역에 살아남은 사람이 한 명도 없었으리라는 건 너무나 당연한 일이라 볼 수 있다.

그러나 걷잡을 수 없을 정도로 페스트가 만연해 있는 지역에서 환자를 돌보던 사람들 중에 살아남은 사람들이 있었으며, 일가족 모두 흑사병으로 사망했음에도 불구하고 홀로 살아남은 사람들도 있었다.

그렇다면 이 사실이 우리에게 말해 주고 있는 건 무엇인가?

아직도 많은 사람들은 병원균에 노출되기만 해도 감염이 되고 그렇게 된 경우 항생제를 사용하여 그 원인균을 죽여야만 병이 나을 수 있다고 믿고 있다.

그러나 페스트균에 노출되었다고 해서 모두 흑사병에 걸린 것은 아니었으며, 또 설령 흑사병에 걸렸다 하더라도 항생제 치료 없이 살아남은 사람들이 있었던 것이다.

즉, 그런 항생제를 굳이 쓰지 않더라도 우리 몸속에는 세균 감염으로부터 우리 몸을 지켜 주는 그 무엇이 있으며, 설령 세균에 감염되어 병을 얻게 되더라도 항생제의 사용 없이 얼마든지 그 병을 이겨낼 수 있게끔 해주는 어떤 힘이 우리들 몸속에 존재하고 있다는 사실을 이 예는 말해 주고 있다.

그렇다면 과연 그 힘의 정체는 무엇일까?

그 힘의 정체는 바로 우리의 면역력이다

그렇다면 우리의 면역력은 과연 어느 정도의 힘을 가지고 있는 걸까? 믿기 힘들겠지만 아직까지 뾰족한 치료약이 발견되지 않고 있는 에이즈 바이러스마저 억제할 수 있는 강력한 힘을 지니고 있다.

몇 년 전에 발표된 연구 결과에 의하면 실제로 우리의

면역 세포 중에서 T-임파구의 활동을 도와주는 헬퍼-T(Helper-T) 임파구의 수가 단위 면적당 2000개 이상이 되면 에이즈 바이러스가 전혀 활동할 수 없게 된다고 한다.

그래서 최근에 와서는 암이나 에이즈의 치료약물 개발 방향도 우리 몸속에 이미 존재하고 있는 면역 능력을 강화시켜 치료를 유도하는 방향으로 변해 가고 있다.

이처럼 우리 몸에 있는 면역력은 너무나 강력하기 때문에 우리가 몸을 잘 관리하여 자신이 지니고 있는 면역력을 그대로 유지하기만 한다면 질병으로부터 자유로울 수 있는 것이다.

반대로 우리가 몸을 잘못 관리하여 면역력이 약해진다면 각종 세균성 질병이나 그 밖의 여러 가지 병으로 시달리게 될 것이며, 결국 암과 같은 질병으로 몸을 망칠 수도 있다.

우리 몸에는 어떠한
질병 상태에서도 회복될 수
있는 회복력이 있다

05

이미 알고 있다시피, 우리 몸에는 시시때때로 침입을 시도하는 세균이나 우리 몸속에 생기는 암세포를 제거시켜 주는 면역 세포가 있기 때문에, 우리는 어떠한 질병이든 충분히 막을 수 있는 능력을 가지고 있다.

그러나 우리 몸이 가지고 있는 그 무한한 능력이란 게 이와 같은 면역력에만 국한되어 있다면 어느 누구도 감히 "사람은 병에 걸리지 않게 만들어졌다"고 큰소리칠 수 없을 것이다.

우리는 암이나 세균에 의한 감염성 질환 외에도 헤아릴 수 없으리만큼 가지각색의 질병에 걸릴 수 있기 때문에 면역력 하나만으로는 사실 모든 질병을 예방한다는 게 불가능하다.

그렇다면 또 다른 무엇이 우리의 몸속에 감추어져 있는 것은 아닐까?

우리의 몸은 면역력 외에도 비록 우리가 그 중요성에 대해 잘 깨닫고 있지는 못하지만 우리에게 없어서는 안 될 아주 중요한 능력들을 지니고 있다.

긁히거나 넘어져 피부에 상처가 생겼다든지, 내부 중요 장기 조직이나 그 기능에 손상을 입었더라도, 시간의 흐름에 따라 완전한 상태로 복귀할 수 있는 건, 우리 몸에 바로 회복력이 있기 때문이다.

또한 외부 환경의 끊임없는 변화에도 불구하고 그에 대응하여 우리 몸의 상태를 항상 일정하게 유지시켜 주는 적응력도 갖추고 있다.

거기에다 우리가 위급한 상황에 처하거나 갑자기 격렬한 운동을 하는 등 평상시의 육체적 활동 범위를 넘어서는 행동을 할 때 이를 가능케 해주는 예비력도 준비되어 있다.

이와 같은 능력을 갖추고 있기 때문에 우리 몸은 이상 없이 그 생명을 유지해 나갈 수 있는 것이다.

만약 우리 몸에 이와 같은 능력이 없다면 어떻게 될까?

추운 겨울이 오면 그 환경에 대한 적응력이 없으므로 곰처럼 겨울잠을 자야만 할 것이다.

또 예비력이 없다면 무슨 일을 할 때마다 그 일의 실현 가능성을 판단하기 위해 일일이 몸의 상태를 확인해 보아야 하는 등 사는 것이 여간 불편하지 않을 것이다.

면역력과 회복력, 적응력 및 예비력은 우리가 살아가면서 생명을 유지하기 위해 물과 공기가 필요한 것처럼 우리의 생명과 건강 유지를 위해 반드시 필요한 것들이다.

하지만 물과 공기처럼 우리가 숨쉴 때마다 몸 안에서 함께 하고 있기 때문에 그 중요성을 미처 깨닫지 못하고 있을 뿐인 것이다.

만약 회복력이 없다면

우리가 살아가면서 알고 지나가든 모르고 지나가든, 우리 몸에는 크고 작은 상처가 빈번히 생기게 된다.

그러나 이러한 상처들은 대개 큰 문제없이 회복되기 때문에 우리는 상처에 대해 그다지 신경 쓰지 않고 지낼 수 있다.

하지만 이런 현상은 우리 몸속의 상처를 원래대로 복구 시켜 주는 회복력이 있기 때문에 가능한 것이다.

만약 이러한 회복력이 우리의 몸에서 사라지거나 약해 진다면 어떤 일이 생기게 될까?

당뇨에 합병증까지 겹쳐 회복 속도가 급격히 저하되거 나 사라져 고생하고 있는 사람들을 떠올려 보자.

그들은 당뇨로 인해 조직 재생력이 매우 약해져 있거나 심한 경우 아예 사라져 버렸기 때문에, 한번 상처가 생기 면 잘 낫지 않을 뿐만 아니라, 심하면 그 부위를 잘라 내 야만 하는 경우도 생기게 된다. 또한 그 잘라낸 부분이 제 대로 아물 수 있는지에 대해서조차 그 누구도 장담할 수 가 없다.

이 얼마나 끔찍하고 고통스러운 일인가?

다행히 유전자 조작 기법이 발달된 최근에 이르러서는 우리 인체에서 만들어지는 EGF(조직 재생 촉진 인자) 성 분을 비로소 생산할 수 있게 되었고, 그것을 상처 부위에 적용시킴으로써 상처의 회복을 돕는 방법이 개발되었으므 로 그나마 위안을 삼을 수 있다.

아무튼 우리가 눈으로 볼 수 있는 상처도 이렇게 많은데, 우리가 알지 못하는 사이에 생기는 상처는 또한 얼마나 많을 것인가.

과음이나 과식 등으로 위벽에 상처가 생기는 경우, 감기로 인해 기관지에 염증이 생겨 기관지 조직이 상처를 입는 경우, 중이염으로 귓속에 염증이 생기는 경우 등 이 모든 경우에서 우리의 신체 조직들은 상처를 입게 된다.

그러나 너무 염려하지는 말자. 그 상처를 굳이 직접 치료하지 않아도 상관없다.

우리 몸이 알아서 상처가 난 조직들을 원상태로 복구시켜 주기 때문이다.

만약 우리의 몸에 이러한 회복력이 없다면 꿈도 꾸지 못할 일이다.

우리의 몸은 제대로 잘 만들어져 있다

그 예로 상처가 회복되는 과정만 한번 살펴보도록 하자.

일단 우리 몸에 상처가 생기는 순간 자동적으로 우리 몸이 회복력을 작동하기 시작한다. 맨 먼저 EGF라 명명한 조직 재생 촉진 인자가 상처 부위에 도착하여 상처가 난 조직의 특성을 파악한다.

그 후 상처가 나기 전의 모습과 똑같은 조직을 재생하게 되며, 조직 재생이 완료되면 스스로 알아서 그치게 된다. 만약 여기서 그 성장이 멈추지 않는다면 그것 또한 암으로 진행되어 문제가 될 수 있으니까⋯⋯.

아무튼 이렇게 해서 손톱이 잘려 나간 곳에는 손톱이, 눈의 결막이 손상당한 자리에서는 결막이 재생될 수 있는 것이다.

만약 이러한 과정이 잘못 된다면, 예를 들어 결막이 손상된 자리에 결막 조직이 재생되는 게 아니라 일반 피부 조직이나 손톱 조직 같은 게 자라나게 된다면 어떻게 될까?

상상만 해도 소름 끼치는 끔찍한 일이 일어날 수 있겠지만, 사실 우리의 몸에서는 이러한 일이 잘 일어나지는 않는다.

하지만 그렇다고 반드시 일어나지 않는다는 말은 아니다.

예를 들어 식도의 점막 부분에 상처가 생겼다고 해서 백

이면 백 식도의 점막 세포가 재생되는 게 아니라 장에서 생겨야 할 점막 세포가 재생되는 경우도 있다.

이 경우가 바로 조기 암의 단계인데, 바로 우리의 회복력이 정상적이지 못할 때 이런 현상이 벌어진다.

회복력은 우리 몸을 어느 정도까지 회복시켜 줄 수 있을까?

수년 전까지만 하더라도 중풍 등에 대한 의학계의 정론은, 일단 마비된 사지는 재생이 불가능하다는 것이었다.

그러나 이젠 이런 정설도 바뀌게 되었다.

2000년 6월 미국의 심장학회지인 《스트로크》에 발표된 연구 논문에 따르면, 환자에게 재활 의지만 있다면 언제라도 재생이 가능하다고 한다.

또한 지금까지 한 번 망가지면 영구적으로 재생이 불가능하다고 알려져 왔던 뇌의 신경 조직마저도 다른 조직들과 마찬가지로 재생이 가능하다는 것이 오늘날의 정론이 되었다.

결국 우리가 회복시키지 못할 것은 없다는 것이다.

마비된 사지는 어떻게 재생시킬 수 있나?

이미 미국 알바마 의대의 에드워드 교수가 개발한 CI 요법(Constrained Induced Movement Therapy)은 마비된 사지를 재생시키는 의법으로 널리 알려져 있다.

그렇다면 CI 요법이란 무엇일까? 중풍 등으로 마비가 온 환자의 마비되지 않은 쪽 사지를 움직이지 못하게 묶어 놓고, 마비된 쪽을 움직이도록 유도하는 것이다. 즉, 공을 쥐게 한다든지 콩알을 주어 그릇에 담게 한다든지 하는 가벼운 동작을 하루에 6시간 정도 훈련시키는 것이다.

이렇게 하면 처음에는 불가능했던 동작들이 연습하는 며칠 동안 마치 마비된 팔에 전기 스위치를 켜는 것과 같은 감각을 점차 만들어 내게 되고, 서서히 시간이 지나면서 이전에는 불가능하던 동작들을 할 수 있게 된다는 것이다.

실제로 이 임상 실험에 참가했던 중풍 환자들은 모두 뇌졸중을 당한 후 6개월에서 17년 이상이 된 사지 마비 환자 250명이었는데, 실험 결과 그들은 마비된 연한에 관계없이 거의 다 회복되었다고 한다.

또한 실험팀에서는 이들이 회복되는 과정을 통해 매 12일마다 TMS(자기 자극법)로 마비된 환자의 대뇌 피질 상태를 영상으로 분석해 보았다.

　그 결과 마비된 환자들의 움직이는 동작을 지배하는 대뇌 피질의 활동 부위가 처음보다 2배 이상 증가되었고, 이와 같은 재생 상태가 영구적인 것이었음이 입증되었다. 그런데 여기에서 마비되지 않은 쪽을 묶어두는 이유는 무엇일까?

　환자가 뇌졸증에 걸려 사지가 마비되었다 하더라도 그 환자의 뇌세포가 전부 완전하게 파괴된 것은 아니라고 한다. 대부분의 뇌세포는 마치 쇼크를 받아 잠시 기절한 것과 같은 상태, 즉 뭔가가 자신을 다시 깨워 줄 때까지 마치 수면 상태에 있는 것 같은 상황을 유지하고 있는 것뿐이다.

　따라서 이 상태에서는 환자가 아무리 마비된 쪽 사지를 움직이려 해도 잘 움직일 수가 없다.

　이런 일이 반복되게 되면 결국 환자는 뇌의 동작 기능이 완전히 없어지진 않을지라도 스스로 마비된 쪽을 움직이는 걸 포기하고 동작이 가능한 쪽만 사용하게 되는 것이다.

그 결과 동작이 가능한 쪽을 움직이는 뇌의 신경 회로는 더욱 더 활발하게 되고, 움직이지 않는 쪽의 신경은 마비된 상태로 굳어 버리게 된다.

그러나 동작 가능한 쪽을 움직이지 못하게 묶어 두고 마비된 쪽으로만 움직이려고 애쓰다 보면 마비된 쪽을 움직여 주는 신경 회로가 새롭게 재구성된다고 한다.

이것을 뇌의 가소성이라고 한다.

이렇게 해서 결국 마비된 사지를 움직일 수 있게 되는 것이다.

이상에서 볼 수 있듯이 우리의 회복력에는 불가능한 것이 없다. 단지 그렇게 하고자 하는 의지가 약한 것뿐이다.

기적과 같은 예가 한 가지 더 있다.

2001년 8월 18일자에 실린 신문 기사 내용인데, 뉴질랜드에 사는 한 여성이 10년 전 잃었던 시력을 되찾아 주변 사람들을 모두 놀라게 했다는 것이었다.

뉴질랜드 북부의 해안 근처에 있는 한 탄광촌에 리자 리드(25세)라는 여자가 있는데, 그녀는 불행히도 열한 살 때 악성 뇌종양으로 시력을 잃게 되었다.

그렇게 십여 년의 세월이 흐른 2000년 11월 자기가 키우는 개에게 다가가려다가 그만 넘어져서 마루바닥과 커피 테이블에 머리를 부딪친 순간 그녀는 잃었던 시력을 기적처럼 되찾게 된 것이다.

이제 우리는 이 사실도 단순한 기적만이 아니라는 걸 알 수 있다.

만약 리드가 시력을 잃은 후 자포자기하여 황폐한 삶을 살았다면 이런 뜻하지 않은 행운을 얻을 수 있었을까? 넘어져서 온 충격으로 잃었던 시신경을 연결해 주는 신경회로가 과연 이렇게 되살아날 수 있었을까?

사람들이 모두 입을 모아 기적이라고 말하는 일들도 사실 우리의 잠재된 능력에서 오는 것이다. 다시 말해, 세상에 있는 모든 기적 같은 일들은 모두 준비되어 있는 사람에게만 일어날 수 있는 법이다.

이제부터라도 내 몸에 어떤 문제가 생겼다고 포기하는 일은 절대 하지 말자. 그런 일이 닥쳤을 때 우리가 가장 먼저 해야 할 일은 적극적으로 그 문제 해결을 위해 노력하는 것이다.

그러면 그 문제는 해결될 수 있다.

해결되지 못할 문제는 없다. 단지 해결하려는 의지가 약하거나 그 방법을 모르고 있는 것일 뿐이다.

우리 몸이 가질 수 있는 예비력은 어느 정도일까?

예비력이란, 말 그대로 혹 있을 수도 있는 만일의 상황에 대비할 수 있는 힘을 말하는 것이다.

이의 중요성에 대해서는 달리 말할 필요조차 없다.

만약 우리가 이 능력을 가지고 있지 않다면 자신의 일상에 젖어 반복되는 활동 범위를 넘어서지 못할 것이다.

어쩌다가 갑자기 특별한 일이 생겨 며칠을 평상시보다 무리하게 일을 해야 한다고 하자. 만약 우리에게 예비력이 없다면 이 일을 해낼 수 있을까? 장담하건대 엄두조차 낼 수 없다.

모처럼 가족끼리 나들이를 나가 뛰어 놀다가 조금이라도 평소보다 무리하게 되어 심장 박동수가 그 한계를 넘어서게 되면 심장마비도 일어날 수 있는 것이다.

물론 이런 극단적인 예도 현재 건강이 아주 좋지 못한

몇몇 사람들에게 실제로 일어나고 있으며, 과로로 인해 사망하였다는 소식도 심심치 않게 들리고 있는데, 이 모든 원인이 사실은 예비력 저하와 깊은 관계가 있다.

예비력이란 바로 우리 몸이 만약을 대비해서 가지고 있는 여력을 말한다.

이 능력을 충분히 보유하고 있는 사람은 다소 무리를 하더라도 무슨 일이든 무난히 해낼 수가 있다. 그러나 여력이 없는 사람은 조금만 무리를 해도 금방 병을 얻게 된다.

이와 같은 예로 짐작컨대 우리에게 없어선 안 될 예비력을 강화시킬 수 있는 가장 좋은 방법은 운동이라 할 수 있다.

운동 중에서도 심폐 기능을 강화시키는 등산이나 달리기, 수영 등과 같은 운동이 좋고, 이런 운동을 할 시간적 여유가 없는 사람들에겐 팔 벌려 뛰기나 제자리 뜀뛰기와 같은 운동도 매일 할 수만 있다면 아주 좋은 운동이 될 수 있는 것이다.

이렇게 꾸준하게 운동을 하면 할수록 예비력은 증가하게 된다. 그럼 우리가 가질 수 있는 예비력의 한계는 과연 어느 정도까지일까?

몇 년 전에 팔 굽혀 펴기를 쉬지 않고 하루 종일 함으로써 기네스북에 오른 사람이 있었다.

우리 같은 보통 사람들이 들으면 부럽기도 하고 과연 그럴 수 있는지 의심이 가기도 한다. 그러나 여기서 우리가 알아야 할 일은 이 사람 또한 보통 사람에 지나지 않는다는 것이다. 이 사람도 처음에는 팔 굽혀 펴기 한 개를 제대로 하지 못해 끙끙대었다고 한다. 그러다 어떻게 한 개를 할 수 있게 되었고, 그렇게 해서 매일 반복하여 열심히 하다 보니 할 수 있는 횟수가 하나씩 늘어났고, 그러다 어느 날 보니 하루 종일 할 수 있는 여력을 갖게 되었다는 것이다.

과학적 실험에 의하면 사람의 근육 1제곱센티미터는 10킬로그램의 무게를 들어올릴 수 있는 힘을 가지고 있다고 한다.

보통 성인의 경우 한쪽 팔 근육의 면적이 약 25제곱센티미터 정도이므로 한쪽 팔로는 250킬로그램, 양팔로는 500킬로그램, 즉 0.5톤의 무게를 들 수 있는 셈이다.

그렇기 때문에 언덕에서 굴러 내려오던 자동차가 아기를 덮치려고 할 때 가녀린 여자의 몸으로도 차를 막아 세울 수 있었던 것이고, 자동차 바퀴에 깔린 어린아이를 꺼내기 위해 아기 엄마가 맨손으로 자동차를 들어올릴 수 있었던 것이다. 이 밖에도 해외 토픽을 통해 더 많은 얘기를 알고 있으리라 생각되는데, 이처럼 우리 몸에는 엄청난 힘이 잠재되어 있다.

그런 힘을 가지고 있는 사람과 그렇지 못한 사람의 차이는 단지 평소에 얼마나 자기 몸을 위하여 노력(운동)을 하는가 그렇지 않는가에 달려 있다.

즉, 우리가 노력만 한다면 예전에는 상상조차 하지 못하던 엄청난 능력, 즉 암도 이겨내고, 어떤 전염병 앞에서도 두려움 없이 살 수 있으며, 어떤 상황, 어떤 환경 아래서도 꿋꿋하게 살 수 있는 능력을 가지고 건강하게 살 수 있는 것이다.

이렇게 완벽한 방어망이 있는데 병은 왜 걸리게 되나?
(우리 몸의 방어력 상실이 병을 부른다)

06

우리의 몸에는 암과 에이즈까지도 막아 줄 수 있는 면역력이 있으며, 어떠한 환경 변화에 대해서도 우리 몸의 항상성을 지켜 줄 수 있는 적응력도 있다.

또한 그 어떤 병적 상태에서라도 이를 원래대로 회복시켜 줄 수 있는 회복력이 있으며, 갑자기 긴급한 사태가 발생했을 때 그에 대해 충분히 대처할 수 있는 예비력까지 갖추고 있다. 그렇다면 이런 우리의 몸에 병이 찾아온다는 건 이상한 일이 아닌가.

그렇다. 이렇게 완벽한 방어망을 갖추고 있는 우리 몸이 병에 걸린다는 건 분명 이상한 일이다.

그러나 이런 이상한 일이 너무나 많이 일어나기 때문에 아무도 병에 걸린다는 걸 이상하게 생각하지 않는다는 데 문제가 있다고 할 수 있다.

병에 걸린다는 게 이상한 일이라고 생각했다면 분명 이러한 상황을 개선시키기 위해 노력할 것이며, 만약 오래 전부터 그렇게 했었더라면 질병으로 고통 받고 있는 사람이 지금처럼 많지는 않았을 것이다.

그러나 과거는 이미 지나가 버린 것. 따라서 우리가 해야 할 것은 지난 과거를 통해 교훈을 얻기 위해 노력하고, 다시는 그와 같은 잘못을 반복하지 말아야 하는 것이다.

즉, 지금 우리의 문제점은, 질병이란 살다 보면 어쩔 수 없이 겪게 되는, 아주 자연스러운 일로 받아들이는 데 있으므로, 이 점을 고쳐 나가기만 하면 될 것이다.

이제 우리가 무엇을 고쳐 나가야 할 것인지 살펴보기로 하자.

병은 왜 생기게 되는가?

병은 우리의 방어력, 즉 우리의 면역력, 회복력, 적응력, 예비력과 같은 것들이 제 역할을 다하지 못할 때 그 무너진 틈을 타고 우리에게 찾아오는 것이다.

만약 우리가 우리의 방어력이 무너지지 않도록 잘 관리할 수만 있다면 평생 동안 질병에 걸리지 않고도 잘 지낼 수 있을 것이다.

여기서 가장 중요한 것은 우리가 건강에 관하여 가져야 할 가장 기본적인 마음가짐이 다름 아닌 '질병=무너진 방어력'이라는 개념일 것이다.

이 생각만 잊지 않고 간직할 수 있다면 우리는 한층 더 건강한 삶에 다가설 수 있을 것이다.

'질병이란 곧 무너진 나의 방어력'이라는 개념을 상기하고 있다면, 질병이 찾아왔을 때 제일 먼저 '어떻게 하면 무너진 나의 방어력을 회복시킬 수 있을까'라는 생각을 떠올릴 수 있을 것이다.

이런 생각이야말로 우리의 건강을 지켜 주는 귀중한 금언이라 할 수 있다.

여기에 실제로 무너진 자신의 방어력을 복원시키기 위한 노력이 더해진다면 그 어떤 병이든 물리칠 수 있지 않겠는가!

감기의 예를 들어 다시 한 번 생각해 보자.

"어제 만난 친구가 감기에 걸려 있었는데, 나도 옮았어" 또는 "요즘 집안에 감기가 유행이라서"와 같은 말은 감기에 걸린 사람 열 명 중 아홉 명 정도가 하는 이야기일 것이다.

물론 전혀 틀린 말은 아니다.

그러나 감기가 누구에게서 전염되어 걸리는 것이라면 일 년 내내 감기 환자와 함께 해야 하는 의사나 약사는 일년 365일을 감기에 걸린 상태로 살아야 하지 않겠는가.

그러나 실제로는 그렇지 않다. 즉 감기에 걸리는 것은 어쩌다 접한 인플루엔자 소자 때문이라고 단정할 수는 없다는 말이다.

누구나 한두 번 다음과 같은 경험이 있을 것이다. 과로 등으로 인해 몹시 피곤하거나 몸이 약해져 있을 경우 감기 환자를 만나지도 않았는데 감기에 걸리는 경우 말이다.

이런 것과 연관지어 볼 때 감기에 걸리는 근본적인 원인은 자기 몸의 방어력과 상관이 있다 할 수 있다.

그렇다.

감기는 자기 몸의 방어력이 약해졌을 때 찾아오는 불청객인 것이다. 비단 감기뿐만이 아니다. 우리가 걸릴 수 있는 모든 병의 근본 원인은 자기 몸의 방어력이 약해졌기 때문이라고 할 수 있다.

그렇다면 감기는 어떻게 해야 나을 수 있을까?

"어디에서 뭘 먹었는데 감기가 빨리 낫더라."

"어느 병원, 어느 약국의 약이 감기에 잘 듣더라."

"감기는 몸이 허해서 생기는 병이니까 보약을 먹어야 해!"

우리가 감기에 걸렸을 때 흔히 주변에서 들을 수 있는 말들이다. 그런데 위의 말 중에서 맞는 말은 어떤 것일까?

유감스럽게도 사실에 부합되는 말은 하나도 없다.

이 세상 어느 곳에도 감기를 낫게 해주는 특효약은 없기 때문이다.

혹 지금 이 글을 읽으면서 "무슨 소리야! 어제도 감기 기운이 있어서 약 먹고 푹 잤더니 훨씬 개운해졌는데"라고 말하는 사람이 있을 것이다.

그러나 엄밀히 말해 그건 감기가 아닌 몸살이었다고 할 수 있다. 몸에 쌓인 피로로 인해 얻는 병이므로 푹 쉬어주니까 나은 것이다. 만약 그것이 감기였다면 그렇게 해서 나을 수는 없는 것이다.

몸살이란 과로 등으로 인해 몸이 일시적으로 그 조절 역할을 하지 못해 감기와 비슷한 증세를 나타내는 것일 뿐, 감기 바이러스의 감염에 의해서 나타나는 증세가 아니기 때문에 휴식을 취해 몸이 정상적으로 되돌아오기만 하면 낫게 되는 것이다.

그러나 바이러스 감염으로 얻게 된 감기는, 그 바이러스를 죽일 수 있는 특효약이 없으므로 약을 먹는다고 나을 수 있는 병은 아닌 것이다.

그렇다면 어떠한 해결책이 있을 수 있을까?

방법은 단 하나, 우리 몸의 방어력을 회복시킴으로써 면역 세포가 감기 바이러스를 제거할 수 있을 때 낫게 되는 것이다.

우리의 면역력이 정상으로 돌아오지 않는다면 아무리 약을 먹어도 감기는 낫지 않을 것이다.

흔히 감기를 만병의 근원이라고 하는데, 그 이유도 여기에서 찾을 수 있다.

감기는 우리 몸의 방어력이 무너졌을 때 가장 쉽게 얻을 수 있는 병이다.

감기가 들었다는 건 내 몸의 방어력이 일시적으로 무너졌다는 것을 의미하며, 이는 곧 감기뿐만 아니라 그 어떤 병도 다 내 몸 안에 침투할 수 있다는 말이 된다.

게다가 방어력이 이미 약해져 있는 상태이기 때문에 몸 속에 침투한 병균을 제대로 제거할 수도 없다.

또 감기가 제대로 낫지 않는다는 건 약해진 방어력이 제대로 회복되지 않고 있다는 증거이므로, 그 기간이 길어지게 되면 온갖 종류의 질병으로 우리 몸이 마음껏 유린당할 수도 있다.

결국 감기가 만병의 원인이라 말하는 까닭은 모든 병이 우리의 방어력 저하로 인해 얻게 되는 것이라는 걸 의미한다.

무엇이 우리 몸의 방어력을
무너지게 만드나?
(자율신경을 정상화시키면 방어력이 강해진다)

07

지금까지 우리는 우리 몸속에 존재하면서 온갖 질병과 대적할 수 있는 방어력, 이 방어력이 원활하게 작용하지 못하면 질병에 걸리게 된다는 사실에 대해 알아보았다.

그렇다면 '어떻게 해야 우리의 방어력을 강하게 만들 수 있을까' 라는 것이 문제가 될 것이다.

이 문제의 해결책만 제대로 찾아낼 수 있다면 우리는 충분히 우리 몸을 질병으로부터 지켜 낼 수 있을 것이다.

이 문제의 답을 찾기 위해 우리는 먼저 우리의 방어력이 어디에서 나오며, 또 무엇이 우리 몸의 방어력을 조절해 주는지에 대해 알고 있어야만 한다.

여기에 대한 정확한 이해도 없이 어떻게 방어력을 강화시킬 수 있는 방법을 찾을 수 있겠는가.

우리 몸의 방어력은 어디에서 나오는가?

우리 몸의 방어력이 어디에서 나오는 것인지에 대해서 정확하게 알 수만 있다면 그 부분을 강화시킴으로써 모든 문제를 손쉽게 해결할 수 있을 것이다.

그러나 문제는 우리의 몸이 이제껏 우리가 익숙해져 있는 방식인 'A는 B이다'처럼 간단한 단답형으로 이루어져 있지 않다는 데 있다.

하긴 그렇게 간단한 단답형으로 우리 몸과 관련된 문제를 풀 수 있었다면 북망산에 그렇게 많은 무덤이 있지도 않았을 것이며, 또 우리의 평균 수명이 80세도 안 될 이유가 없을 것이다.

우리의 몸은 여러 기관과 조직들이 아주 복잡하게 연결되어 있으면서 서로서로 돕기도 하고 또 견제하기도 하면서 우리 몸의 궁극적인 목적, 즉 생명을 유지해 나가는 역할을 수행해 나가는 것이다.

따라서 어느 한 부분에 이상이 생기면 그 부분만 문제되는 것이 아니라, 그와 연관되어 있는 모든 부분이 잘못되게 된다.

사실 그동안 우리는 너무나도 잘못된 사고, 즉 "나는 간이 나쁘다" 혹은 "나는 위가 나쁘다" 등 마치 자기 몸의 다른 모든 조직 및 장기들은 다 좋은데 단지 술이나 과로 때문에 위와 간만 나쁘다는 생각을 가지고 있었다.

그러나 이런 생각은 정말 잘못된 것이다.

이런 생각을 고치지 않으면 우리는 우리의 건강을 제대로 지킬 수 없을 것이다.

예를 들어 간이 나쁘다는 것은 간을 지켜 줄 방어력이 약하다는 것이며, 이런 방어력은 간에서만 나오는 것이 아니다.

방어력이란 우리 몸의 모든 기관들이 제각기 맡은 바의 역할을 충실히 수행함으로써 이들이 전체적으로 조화를 이루어 나타나는 것이라 할 수 있다.

즉, 어느 장기 하나만 제대로 역할을 하도록 조절한다고 해서 전체적인 방어력이 튼튼해지는 것은 아닌 것이다.

우리나라의 군사력과 우리 몸의 방어력을 비유해 보면 보다 이해가 쉬울 것이다.

우리나라의 군사 조직이 육·해·공군으로 이루어져 있듯이 우리 몸의 방어력은 면역력, 회복력, 적응력, 예비력으로 구성되어 있다.

우리의 군사력을 강하게 하려면 육·해·공군이 모두 강해야만 할 것이며, 각 군이 강해지기 위해서는 그 군을 구성하고 있는 단위 부대가 강해야만 할 것이다.

또 단위 부대가 아무리 막강한 전투력을 가졌다 하더라도, 이들을 전체적으로 통솔하는 지휘부가 각 단위 부대의 움직임을 효율적으로 관리하지 못한다면, 제대로 된 힘을 발휘할 리가 없을 것이다.

한마디로 무용지물이 되는 것이다.

우리 몸의 방어력도 이와 마찬가지다.

우리 몸의 방어력이 강해지기 위해서는 면역력, 회복력, 적응력, 예비력 등이 모두 강해져야 한다. 동시에 이들이 전체적으로 통일감 있게 움직이도록 관리해 주는 통제 시스템이 원활히 기능해야 할 것이다.

그렇게 되어야만 방어력이 일사불란하게 작용할 것이다.

예를 들어 면역력을 강화시키기 위해서는, 면역 세포가 만들어지는 골수에서부터 아주 튼튼한 면역 세포가 만들어져야 할 것이다.

그러나 튼튼한 면역 세포가 만들어졌다고 해서 모든 문

제가 해결되는 것은 아니다.

면역 세포가 제대로 된 면역력을 발휘하기 위해서는 그것을 필요로 하는 장소로 이동되어야 하는데, 이와 같이 수송을 담당하는 심혈관계(심장과 혈관) 기능이 원활하지 못하다면, 아무리 면역 세포가 튼튼하다 해도 면역력을 효과적으로 발휘하지 못할 것이다.

설혹 이 두 가지가 모두 만족스럽게 충족된다 하여도, 스트레스 등에 의해 부신에서 만들어지는 면역 억제 물질(코티솔)이 많아지게 된다면, 이 또한 우리의 면역력이 제대로 발휘될 수 없게 하는 요인이 될 것이다.

이처럼 면역력 하나만 놓고 보더라도 이것이 제대로 기능하기 위해서는, 우리 몸 모든 부분 부분이 제 역할을 올바로 수행해 주어야만 하는 것이다.

회복력은 또 어떠한가?

회복력의 요체인 조직 재생 인자가 제대로 만들어져 있어야 함은 물론이고, 이것이 필요한 장소에 제대로 공급되어야 하며, 또 조직을 재생하는 데 필요한 원료의 원활한 공급을 위해 소화기관(위, 소장, 대장, 췌장, 담낭, 간)에 아무런 장애가 없어야 할 것이다.

이와 같이 우리 몸 안에서 방어력을 구성하고 있는 각 요소들이 제대로 작용하기 위해서는 우리 몸의 어느 한 부분에도 문제가 있어서는 안 된다.

다시 말해 우리 몸 전체가 모두 정상적인 기능을 발휘해야만 비로소 우리 몸의 방어력도 완벽해질 수 있는 것이다.

이렇게 복잡한 과정과 여러 기능들의 유기적인 결합에 의해 기능하는 것이 방어력이라면, 이러한 방어력을 조정해 주는 주체 또한 우리 몸에는 존재하게 마련이다.

우리 몸의 방어력은 누가 조절해 주는가?

지금까지 우리는 우리 몸의 방어력을 강력하게 하기 위해 방어력을 구성하고 있는 각 요소를 튼튼하게 해야 하며, 그렇게 하기 위해서는 우리 몸을 전체적으로 튼튼하게 해야 된다는 사실에 대해 살펴보았다.

여기에 덧붙여 우리가 반드시 알아두어야 할 또 한 가지 중요한 내용이 있다.

그것은 바로 우리의 몸에는 방어력이 원활하게 제 기능을 다할 수 있도록 전체적인 몸 상태를 조정해 주고, 또 개별 장기의 움직임을 일일이 조정해 주는 통제 본부가 있다는 사실이다.

우리 몸에 있는 이 통제 본부를, 우리는 자율신경계라 칭한다.

즉 이것이 우리 몸을 원활하게 조절해 주기 때문에, 우리는 우리의 몸에 대해 별다른 신경을 쓰지 않고서도 잘 살아갈 수 있는 것이다.

실제로 우리의 방어력을 이루고 있는 면역력이나 적응력, 회복력, 예비력 등은 모두 이 자율신경의 직접 혹은 간접적인 통제 속에서 그 활동이 이루어지고 있는 것이다.

다시 말해 우리의 방어력이 제대로 기능하기 위한 가장 큰 전제 조건은 무엇보다도 자율신경계의 원활한 활동이라고 할 수 있다.

이것이 충족되지 않는다면 방어력을 구성하고 있는 각 요소들도 그 힘을 제대로 발휘할 수 없는 것이다.

면역력, 적응력, 회복력, 예비력 등을 형성하기 위한 모든 장기의 활동이 바로 이 자율신경계에 의해 조절되기 때문이다.

이제 우리 몸의 방어력은 자율신경에 의해 조정된다는 걸 알게 되었으니, 우선 어떻게 하면 자율신경이 정상적인 활동을 할 수 있는 상태로 만들 수 있을까 하는 것을 알아야 할 것이다.

자율신경을 정상적인 상태로 만들기 위해서는 먼저 자율신경이 무엇인지 그리고 자율신경이 하고 있는 일은 어떤 것인지 등 자율신경 전반에 관한 지식이 있어야만 할 것이다.

도대체 자율신경이란 게 어떤 것이기에 그렇게 복잡한 단계를 거쳐 기능하는 우리의 방어력을 조종할 수 있는 것인지, 그 신기한 작용에 대해 알아보는 시간을 갖기로 하자.

2 장

자율신경을 알면 건강은 자신의
손 안에 있게 된다

자율신경을 알면 건강은 자신의 손 안에 있게 된다

01

우리는 지금까지 우리의 방어력(면역력, 회복력, 적응력, 예비력)만 제대로 유지되면 언제나 건강하게 살 수 있다는 사실과, 우리 몸이 질병의 올가미에서 벗어나기 위해서는 무엇보다도 무너진 방어력을 회복시켜야 한다는 사실에 대해 살펴보았다.

또한 이와 같이 우리의 건강을 지켜 나가는 데 있어 중요한 역할을 하고 있는 방어력이 자율신경에 의해 조절되고 있다는 사실도 알게 되었다.

이러한 관점에서 자율신경이 정상적인 활동을 하고 있는지의 여부는, 곧 우리 몸이 건강한 상태에 있는지 그렇지 않은지를 나타내 주는 척도로 봐도 무방할 것이다.

그렇다면 왜 우리는 자율신경이 이처럼 중요한 역할을

하고 있음에도 불구하고 그동안 이것에 대해 제대로 알지 못한 채 지내왔을까?

그 이유는 잘 알 수 없지만, 우리가 자율신경에 대해 제대로 알지 못하고 지낸 결과는 바로 평균 수명 79.4세라는 짧은 수명과 질병으로 인한 고통으로 나타나고 있는 것이다.

그렇다면, 우리가 자율신경에 대해 제대로만 알 수 있다면 우리의 평균 수명도 늘어나고, 또 질병의 고통으로부터 벗어날 수 있을 것인가?

그렇다! 이 부분에 대해서는 자신 있게 그렇다고 대답할 수 있다.

만약 우리가 자율신경에 대한 지식을 가지고 있어 정상적인 상태를 유지하도록 관리할 수 있다면, 우리에게 나타날 수 있는 대부분의 질환을 예방할 수 있다.

또한 현재 만성적인 질환으로 고생하고 있는 사람들도 자기의 자율신경이 정상적인 상태를 유지할 수 있도록 관리할 수 있으므로 그 질환을 분명 이겨낼 수 있을 것이다.

우리에겐 그 어떤 질병도 이겨낼 수 있게 하는 면역력이나 회복력 등의 방어력이 있으며, 이 방어력은 자율신경이 정상적으로 활동하도록 할 수만 있다면 최대의 힘을 발휘할 수 있기 때문이다.

우리의 삶의 질을 현저히 저하시키는 질환, 즉 병의 원인을 설명할 때 "신경성입니다"라는 말이 붙게 되는 거의 모든 질환의 원인도 자율신경에 대해 알게 되면 쉽게 찾을 수 있을 것이다.

우리가 자율신경에 대해 제대로 알기만 한다면, 스트레스 때문에 생기는 질환은 없을 것이며, 이런 질환들이 스트레스 등과 같은 자극으로 인해 그것을 받아들이는 자율신경의 이상으로 생겼다는 사실도 알게 될 것이다.

혹자는 '스트레스성 질환이나, 스트레스로 인한 자율신경의 이상으로 생기는 질환이나 마찬가지가 아니냐'고 반문할 수도 있을 것이다.

그러나 양자 사이에는 엄청난 차이가 있다.

스트레스는 우리의 의사에 따라 그것을 받아들이거나 받아들이지 않을 수 있는 사안이 아니다.

스트레스란, 의학적으로 현재 내 몸의 상태에 변화를 줄 수 있는 모든 요인이라고 정의한다.

즉, 내 기분을 엉망으로 망쳐 놓는 것만이 스트레스가

아니라 기온 변화나 환경 변화, 기후 변화, 낮과 밤의 변화조차도 우리 몸에 스트레스로 작용하고 있는 것이다.

이렇게 볼 때 살아 있는 모든 사람은 스트레스로부터 벗어날 수가 없다.

그렇지만 모든 사람이 다 스트레스에 의한 질환을 앓고 있는 것은 아니다.

그렇다면 이것은 무엇을 의미하는 것인가?

사람은 누구나 살아 있는 이상 스트레스를 받게 되지만, 이는 질병과 직접적인 관련이 없다.

즉, 스트레스성 질환으로 고생하는 사람이 있다면, 그건 스트레스를 받아들이는 시스템, 즉 자율신경에 이상이 있기 때문에 그런 것이다.

따라서 이런 스트레스성 질환에서 벗어날 수 있는 방법 또한 자율신경에 대해 알게 되면 쉽게 찾아낼 수 있을 것이다.

이렇게 우리에게 찾아오는 대부분의 질환은 은연중에 자율신경과 어떤 연관 관계를 가지고 있는 경우가 많다.

현재 우리가 질병 치료에 사용하고 있는 약 중에서도 항생제와 해열제, 진통제, 중추신경계에 작용하는 몇 가지 약을 제외하고는, 대부분의 약물이 직접적으로나 간접적으로 자율신경계에 작용하는 약물이라는 사실 또한 우리의 자율신경이 질병과 밀접한 관계가 있다는 사실을 잘 나타내 주는 증거라 할 수 있을 것이다.

이 말은 곧 자율신경만 알아도 자신의 건강은 자기 손바닥 손금 보듯 간단히 해결할 수 있다는 말이 된다.

이제부터 이와 같이 중요한 자율신경에 대해 하나하나 살펴보기로 하자.

자율신경은 우리의 생명을
조종하는 보이지 않는 손

02

사람의 죽음을 확인할 때, 우리가 제일 먼저 하는 일은 심장박동이 멎었는지 호흡이 멎었는지 확인하는 것이다.

심장의 박동 여부나 호흡의 지속 여부가 사람의 생명을 유지시키는 데 절대적인 영향을 미치기 때문이다.

그런데 이렇게 우리 생명에 절대적인 영향을 미치는 행위, 즉 숨을 쉰다든지 심장을 뛰게 한다든지 하는 일은 우리의 뜻대로 할 수 있는 일이 아니다.

즉, 이들은 우리 뜻과는 상관없이 그들 스스로 독자적인 통제 시스템 속에서 움직이고 있는 것이다.

이렇게 내부 장기의 움직임을 일일이 통제해 주는 시스템을 자율신경계라 하며, 자율신경계를 구성하고 있는 신경 라인을 통칭해서 자율신경이라고 한다.

여기서 '자율'이라 칭해진 이유는 이들이 자기 스스로 알아서 움직이기 때문이다.

그러나 이와 같이 자율신경이 우리의 생명을 움직이는 데 중요한 역할을 담당하고 있음에도 불구하고 우리는 자율신경이라는 용어조차 잘 모르고 지내는 실정이다.

마치 물과 공기가 없으면 우리 생명을 유지할 수 없다는 게 자명한데도 불구하고, 그 중요성을 잘 모르고 지내는 것과 마찬가지로 말이다.

실제로 자율신경은 우리 몸 가운데서 우리 의지로 움직일 수 있는 몇몇 부분(우리 몸에서 우리의 뜻대로 움직일 수 있는 부분은 겨우 사지와 허리, 목을 움직이는 정도이다. 거기에 좀더 덧붙인다면 눈을 감고 뜨거나, 말하거나 먹을 때 입과 혀를 사용하는 정도밖에 없다)을 제외한 거의 모든 내부 장기의 활동을 조절해 주고 있다.

불과 십여 년 전만 해도 생활 환경이 요즘처럼 복잡하지 않았으므로, 자율신경에 이상이 온다는 것은 보기 드문 일이었다. 따라서 자율 신경이 무엇인지에 대해 별로 신경 쓰지 않고도 비교적 잘 지낼 수 있었다.

그러나 요즘처럼 스트레스가 많은 환경에서 살다 보니

이제는 상황이 매우 달라졌다. 즉 자율신경계에 이상이 생기는 경우가 많아진 것이다. 우리 몸을 잘못 관리하여 잘 조절되던 자율신경계에 이상이 생기게 되면 그 순간부터 우리 몸은 엉망이 되기 시작한다.

- 뚜렷한 이유도 없이 허구한 날 몸이 아프고 기분이 이상해지기 시작한다.
- 무엇인가 하기 위해 신경을 조금만 써도 머리가 무거워지거나 한 쪽 머리가 깨어질 듯이 아픈 두통이 시작된다.
- 순환이 원활하지 못해 근육 경직 현상이 일어나고, 목덜미나 어깨 죽지가 당기고 쑤시고 결린다든지, 담이 잘 든다든지, 허리나 다리가 자주 아프다.
- 자고 일어나면 손발이나 얼굴이 붓고, 조금만 신경을 쓰거나 몸이 피곤해도 소화가 잘 안 된다든지 속이 더부룩하거나 쓰리고 장 속에 가스가 차면서 자주 변비가 생기거나 배가 살살 아프면서 설사를 하는 등 위와 장의 신경성 장애 증상도 자주 나타난다.
- 이런 신체적인 고통 외에도 밤에 잠이 잘 안 온다든지 숙면을 취할 수 없다든지, 아니면 그와 반대로 어디 누울 자리만 있으면 잠을 자려고 하는 등의 수면 장애 증상과 만성적인 피로감 등도 자

율신경의 이상으로 올 수 있는 현상인 것이다.

자율신경의 이상으로 생기게 되는 불쾌한 증상이 이와 같은 육체적 고통만으로 끝날 수 있다면 그나마 다행한 일일 것이다. 그러나 불행히도 자율신경에 이상이 생기게 되면 이런 육체적 고통 외에 정서적 장애가 반드시 수반되는 법이다.

- 예전에는 비교적 잘 참을 수 있었던 일도 참지 못하게 되고 짜증을 심하게 내게 된다.
- 지속적이며 반복적으로 찾아오는 이유 없는 불쾌감이나 죄책감, 또는 지나친 수치심이나 수줍음을 느끼게 된다.
- 자기가 생각해도 이유를 알 수 없는 불안감이 생기거나 자기 감정이 불안정해지는 현상도 자주 나타난다.

이런 정서적 장애 외에도 다음과 같은 증상이 수반되기도 한다.

- 기억력이 감퇴되어 건망증이 심해진다든지, 주의력이나 집중력이

저하되어 잦은 실수를 하게 된다.

- 자기 비난적으로 되어 모든 잘못을 자기 탓으로 돌리거나, 어떤 일에 대해 쉽게 결단을 내리지 못하고 우유부단하게 된다든지 하는 인지적 특성을 보이기도 한다.

이런 증상으로 고통을 당해 보지 않았던 사람들은 "에이! 설마 그렇게까지야" 하겠지만, 한 달 중 며칠을 제외한 대부분의 나날을 이런 식으로 고통 받고 있는 사람이 성인 여성의 경우 5명 중 1명 즉 20% 정도, 성인 남성의 경우 약 10%나 된다고 한다.

그런데 더욱 불행한 사실은 이렇게 심신의 고통을 겪고 있으면서 왜 그런지 그 이유도 알지 못한 채 지내고 있다는 것이다.

이러한 고통에서 벗어나고자 병원을 찾아보기도 하지만 대부분의 경우 "신경성이다", "스트레스 때문이다"라는 말만 듣고 발길을 돌려야 하는 경우가 허다하다.

이렇게 몇 번 비슷한 진단 결과를 듣게 되면 이러한 고통을 받으며 사는 게 자기 팔자려니 생각하면서 치료를 포기하고 고통을 감수하며 그냥 지내기도 한다.

그렇지 않은 사람들은 아픈 증세를 좇아 오늘은 이 병원 내과로, 내일은 저 병원 신경과로, 혹은 기운이 없으니 보약이라도 지어먹기 위해 한의원이나 약국을 전전하면서 자기의 아픈 증세를 치료받을 수 있는 곳이 혹시 없을까 찾아 헤매게 되는 것이다.

그러나 이제 이런 일은 그만두기로 하자.

이런 질환이 일어나게 되는 이유와 어떻게 치료해 나가면 되는지에 대해서 우리의 힘으로 직접 그 원인과 대책을 찾아보기로 하자.

이런 자율신경의 이상이 육체적 고통과 정서적 장애로 그쳐 버린다면 굳이 힘들여 알아볼 필요도 없이 그냥 몸으로 때워 버릴 수도 있겠지만, 사실 그렇게 단순한 문제가 아니다.

이렇게 자율신경 이상으로 오래 고생하다 보면 삶이 허무해지고 매사에 흥미가 없어지며, 지나간 자기 삶에 대한 후회와 현실에 대한 불만, 미래에 대한 불안으로 더 이상 생을 유지할 의욕이 없어지게 된다.

이런 증상이 계속되다가 어떤 계기로 인해 심한 우울증으로 고생하게 되고, 그중 일부분은 자기 생을 스스로 마감하는 자살로 이어지기도 한다.

또한 이런 증세를 가진 사람들은 자기 몸을 지켜 주는 방어력이 현저히 감퇴되기 때문에, 온갖 질병으로 고생하다 결국 암과 같은 질환으로 생을 마감하는 경우도 많다.

바로 이와 같은 이유 때문에 자율신경의 이상은 초기에 바로 잡아 주어야만 한다.

이제부터 이런 자율신경의 이상이 오면 어떤 일이 일어나게 되며, 그런 이상은 왜 일어나는지, 자신의 자율신경에 이상이 왔는지의 여부는 어떻게 알 수 있으며, 자율신경에 이상이 왔을 때 이를 극복할 수 있는 방법은 무엇인지 알아보기로 하자.

자율신경에 이상이 생기면 몸은
왜 아프게 되나?

03

우리는 앞에서 자율신경에 이상이 오면 겪게 되는 육체적 고통과 정서적 장애에 대하여 간략하게 살펴보았다.

그렇다면 그와 같은 일은 왜 일어나게 되는가?

자율신경은 우리 몸의 내부 장기 활동만 조절하는 게 아니라 우리 몸에서 면역 기능을 담당하고 있는 기관들의 활동까지 조절해 주기 때문이다.

또한 자율신경은 우리 몸의 방어력을 구성하고 있는 모든 요소의 활동을 촉진 또는 억제시킬 수 있는 각종 호르몬이나 내분비 물질의 생성, 그들의 작용 상태 등도 조절해 준다.

그렇기 때문에 자율신경에 이상이 생기게 되면 이 모든 일들을 정상적으로 수행해 나갈 수 없게 되며, 이로 인해 우리 몸에는 다양한 종류의 장애가 동시에 또는 순차적으로 발생하게 되는 것이다.

이렇게 볼 때 우리 몸에 질병이 생기는가 그렇지 않은가의 문제는 전적으로 자율신경이 정상적으로 작용하는가 그렇지 않는가의 여부에 달렸다고 봐도 무리가 없다.

또한 우리가 질병에서 벗어나거나 질병을 예방할 수 있는 방법도 자율신경을 정상화시키는 데서 찾을 수 있다.

그러기 위해서 우리는 먼저 자율신경은 어떻게 작용하며, 무엇이 자율신경을 비정상적으로 만들며, 자율신경이 비정상적으로 된 것을 알아낼 수 있는 방법은 무엇이며, 그 비정상적인 자율신경의 작용을 정상적으로 만들 수 있는 방법은 무엇인지에 대해 알아야 할 것이다.

자! 이제부터 이에 대해 하나씩 살펴보기로 하자.

자율신경은 어떻게 우리 몸을 조절하는가?

우리가 전화기를 들고 상대방과 통화할 수 있는 건 서로를 연결시켜 주는 통신망이 깔려 있기 때문이다.

마찬가지로 우리 몸이 우리 뜻에 따라 움직일 수 있는 것도 머리와 몸 사이를 연결시켜 주는 통신망이 있기 때문에 가능한 것이다.

우리 몸에 있는 이러한 통신망을 우리는 신경계라 부른다.

이러한 신경계가 뇌와 신체의 모든 부분을 빈틈없이 연결시켜 주기 때문에, 우리는 우리의 생각을 행동으로 옮길 수 있으며, 신체에 일어나는 작고 사소한 변화에도 우리 몸 전체가 적절히 반응할 수 있게 된다.

우리의 몸에 있는 이러한 신경계는 크게 두 종류로 나눌 수 있다. 하나는 우리가 운동이나 외부의 자극에 반응하여 육체를 움직일 수 있게 해주는 중추신경계이고, 다른 하나는 내부 장기인 신장, 간, 심장, 폐, 비장, 췌장, 위, 식도, 소장, 대장, 방광, 담낭 등과 같은 오장 육부의 움직임을 조절해 주는 자율신경계이다.

이 중에서 중추신경계는 우리 몸이 우리의 생각이나 의지에 따라 움직일 수 있도록 우리 몸의 근육이나 골격근의 움직임을 조절해 주는 역할을 한다.

그러나 자율신경계는 우리의 생각이나 뜻과는 아무 상

관없이 독자적으로 활동하면서, 우리 몸이 살아가는 데 필요한 모든 일을 원활하게 수행할 수 있도록 내부 장기의 활동을 조절해 주는 역할을 담당한다.

여기서 중추신경계는 우리의 생각이나 의지에 따라 움직이는 부분이므로 달리 언급할 필요가 없다.

그러나 자율신경계는 도대체 어떤 방법으로 스스로 우리 내부 장기의 활동을 조절할 수 있는 것일까? 모든 사물에는 양면이 존재하듯이, 세상을 움직이는 이치에서는 항상 음과 양의 상대적인 힘이 서로 상호 작용을 하고 있다.

빛이 있으면 어둠이 있고, 강함이 있으면 약함이 있듯이 우리의 자율신경도 음과 양처럼 서로 상반된 작용을 하는 두 종류의 신경을 통하여 내부 장기의 움직임을 조절하고 있는 것이다.

격투기와 같은 격렬한 운동을 할 때처럼 우리 몸이 과도한 열량을 소비하며 활발하게 움직일 때, 이런 활동이 가능할 수 있도록 내부 장기 활동을 조절해 주는 교감 신경계와, 이와 반대로 에너지를 비축하면서 몸이 충분한 휴식을 취할 수 있도록 내부 장기의 움직임을 조절해 주는 부교감 신경계가 상호 견제 및 협력을 해가며 각 장기의 움직임을 자동으로 조절해 주고 있는 것이다.

따라서 교감 신경계가 활성화(긴장하거나 화가 났을 때)되면, 맥박이 빨라지고 혈관이 수축되면서 혈압이 올라가고, 눈동자가 커지면서 호흡이 거칠어지게 되는 등의 변화와 함께 소화관 운동을 억제(싸움중 배가 고프면 안 되므로 그런 것을 느끼지 못하도록)시키게 된다.

이와 반대로 부교감 신경계가 활성화되면, 맥박이 느려지고 호흡이 가늘어지며 졸음이 오고 식욕이나 성욕이 증가하게 되며 소화관 운동이 촉진되고 각종 선 분비가 증가하여 침이나 눈물, 콧물, 소화액 등의 분비가 촉진되게 된다.

이상에서 알아본 바와 같이, 자율신경은 교감 신경과 부교감 신경이 함께 작용하면서, 하나가 그 장기의 활동을 촉진시키면 다른 하나는 그 활동을 억제시키는 방법으로 교묘히 우리 내부 기관을 조절하고 있다.

우리 내부 장기 모든 곳에는 이와 같은 작용을 하는 교감 신경과 부교감 신경이 거미줄처럼 연결되어 있고, 이 양자가 상호 견제와 조정을 통하여, 내부 장기가 정상적으로 움직일 수 있도록 조절하고 있다.

그런데 어떤 이유로 인하여 자율신경계가 그 리듬을 잃어버리게 된다면 우리 몸에 어떠한 일이 생기게 될까?

만약 교감 신경계가 비정상적으로 흥분하게 된다고 가정해 보자. 멀쩡하던 혈압이 갑자기 올라가는 동시에, 아무 문제없던 소화관 운동이 갑자기 안 되기 시작하면서 속이 더부룩하고 가스가 차고 속 쓰림이 있는 등 위장 질환이 생기게 될 것이다. 또 잠들기가 어려워지거나 숙면을 취하기 어렵게 되고, 작은 일에도 쉽게 흥분하고 불안감이나 초조감을 느끼게 되는 등 정신적 스트레스가 증가하게 될 것이다. 면역계에도 영향을 미치게 되므로 병에 대한 저항력을 떨어뜨리거나 알레르기 반응을 증가시키는 등 바람직하지 못한 반응이 나타나게 된다.

반대로, 부교감 신경계가 비정상적으로 항진하게 되면, 혈관을 확장시켜 혈압을 떨어뜨리고 심장 박동을 억제시켜 맥박수를 감소시키며, 소화관 운동을 비정상적으로 항진시켜 설사나 복통이 일어나게 한다든지 위나 장에 경련이 일어나게 만들기도 하는 것이다.

그런데 똑같이 자율신경에 이상이 생겼음에도 불구하고 그 증세가 사람마다 다르고, 같은 사람이더라도 때에 따라 다른 증세가 나타나는 이유는 무엇일까?

그 사람의 성격에 따르는 걸까?

아니면 그날의 기분에 따라 다르게 나타나는 것일까?

그런 것은 아니다.

자율신경에 이상이 생겼을 때, 그 증세가 사람마다 다르고 또 때에 따라 다르게 나타나는 이유는, 우리의 자율신경이 아주 독특한 구조로 되어 있으며 특이한 신경 전달 시스템을 갖추고 있기 때문이다.

우리의 자율신경은 뇌에 있는 통제 본부와 그 신경의 지배를 받는 장기 사이를 한 가닥으로 쭉 연결하고 있는 것이 아니라, 그 중간이 서로 떨어져 있는 마디로 구성되어 있으면서 뇌와 장기 사이를 연결하고 있다.

이렇게 마디를 이루고 있는 곳을 우리는 신경절이라 한다.

그리고 이 하나의 신경 또한 수많은 신경세포가 차례로 연결되어 있는데, 이들 신경세포 사이의 신호 전달은 마치 전기가 흐르는 것과 같은 방법으로 이루어진다.

어떤 자극을 받아 신경세포가 흥분하면, 마이너스 상태에서 안정되어 있던 세포(보통 $-70mA$에서 $-90mA$ 정도) 안의 전류가 갑자기 플러스 상태로 되면서 순식간에 옆에 있는 신경세포로 전달되어 옆에 있는 세포의 전압을 플러스 상태로 만들면서 그 자극을 전달하는 방식으로 뇌에까지 전달되기 때문에, 자극을 받는 순간 우리 뇌는 그 자극을 감지할 수 있게 된다.

그러나 이런 신경세포의 자극 전달이 신경절 부위에 이르게 되면 그 사이를 자기 마음대로 건너갈 수 없게 된다.

이것은 자율신경에만 있는 아주 특이한 방식이라 할 수 있다. 신경절을 사이에 두고, 이쪽 신경 끝에 도착한 자극이 저쪽 신경으로 전달되기 위해서는, 아주 특별한 물질이 관여하여 이쪽의 전기적 자극을 저쪽으로 전달해 줘야 하기 때문이다.

이런 역할을 담당하는 물질을 신경 전달 물질(Neuro-transmitter)이라 하는데, 교감 신경에서는 노르-아드레날린, 세로토닌, 도파민 등이 이 역할을 담당하고, 부교감 신경에서는 아세틸콜린이 이 역할을 담당한다.(아드레날린은 그 수명이 너무 짧아 그 동생뻘인 노르-아드레날린이 그 역할을 담당하게 되는데, 앞으로는 이 양자의 구별 없이 그냥 아드레날린으로 표기하기로 한다.)

이들 신경 전달 물질은 모든 신경에 다같이 공존하는 것이 아니다. 어떤 신경에는 세로토닌만 있고, 어떤 신경에는 도파민만 있으며, 또 다른 신경에는 아드레날린만 존재하는 것이다.

교감 신경을 이러한 특성에 따라 구분하기 위해 우리는 도파민 작용 신경, 세로토닌 작용 신경, 아드레날린 작용 신경으로 분류하는 것이다. 이들 각각의 신경 전달 물질은 작용하는 신경마다 그 역할과 영향을 미치는 장기가 서로 다르게 된다.

또 어떤 장기를 예로 들면, 앞의 세 가지 신경이 모두 작용하여 각기 다른 영향을 미칠 수도 있다.

자율신경이 이렇게 서로 다른 방향으로 장기에 영향을 미치므로, 자율신경에 이상이 생길 때 이상이 많은 쪽 신경이 지배하는 기관에 영향을 미치므로, 그 나타나는 병적 증세가 서로 다르게 나타나는 것이다.

설령 같은 사람이라 하더라도 상황에 따라 이상이 나타나는 신경 라인이 다르기 때문에 표출되는 증세가 다르게 된다.

그러나 자율신경을 작동시키는 신경 전달 물질이 서로

다르고, 또 영향을 미치는 부위가 서로 다를 수 있다고 해서 이들 각각을 구분하여 "나는 도파민 신경에 이상이 생긴 자율신경 이상이다"라는 식으로 구분할 필요는 없다.

다만, 신경 전달 물질의 대사 과정에 이상이 생겨 발생하는 질환, 예를 들어 도파민 대사에 이상이 생겨 일어나는 파킨슨씨 병이나, 아세틸콜린에 문제가 생겨 발생하게 되는 알츠하이머 병(치매)과 같은 질환은 예외라 할 수 있는데, 그런 경우를 제외하고는 자율신경의 작용에 이상이 생겨 발생하는 자율신경 실조 증상에서는 그러한 구분이 필요 없는 것이다.

자율신경 이상은 왜 생기며, 누구에게 생기게 되나?

04

일반적으로 자율신경 기능에 이상이 생기게 되면 그 당사자는 매일 매일을 고통 속에서 살게 된다. 이때 겪게 되는 고통은 실제 당해 보지 않은 사람은 알 수 없을 정도로 심각하지만, 외관상 나타나는 상처가 있는 것도 아니니 허구한 날 아프다고 하소연할 데도 없는 것이 보통이다.

오죽하면 이런 증상으로 고통받고 있는 사람들이 "차라리 어디가 부러지든지 하면 남들이 아프겠다고 알아주기나 하지만 마냥 이렇게 시달려야 하니…"라던가 "차라리 죽는 것이 낫지 허구한 날 이러니…" 하는 등의 부정적 표현을 사용하고 있겠는가!

자율신경 이상으로 인해 고통받는 증상이 이렇게 괴롭다보니 이런 질환으로 고생하는 사람들은 운명론적으로 자신의 팔자 탓을 하거나 아니면 왜 나만 이렇게 고생해야 하는지에 대해 비관적인 생각을 가지기가 쉽다.

그러나 이 질환은 자신의 잘못에 대한 인과응보적인 질환이 아니라, 단지 자신의 자율신경계가 남들보다 민감하기 때문에 발생하게 되는 증세라는 사실을 알아야 한다. 즉, 자신의 자율신경계가 민감한 이유에 대해서 알고 난 뒤 그에 대하여 적절한 대응만 한다면 그렇게 복잡한 증상들을 유발시키는 자율신경 이상 증세도 치유할 수 있는 것이다.

이제까지 우리는 단지 자율신경계가 예민한 사람이 남자는 약 10%, 여자는 대략 20%쯤 된다는 사실과, 막연하게 유전적인 소인과 후천적인 스트레스성 환경 등이 이런 질환을 유발할 것이라고 생각했었다.

그러나 최근 영국의 킹스 대학, 미국의 위스콘신 대학, 뉴질랜드의 아우티지 대학 등의 공동 연구팀이 과학 전문지 '사이언스'에 발표한 연구 보고서에 의하면, 자율신경계를 움직이는 신경 전달 물질을 만드는 유전자의 차이에 따라 정신적 스트레스나 감정적 자극에 반응하는 정도가 사람마다 다르다는 것이다.

이 연구에서는 세로토닌이라는 신경 전달 물질을 만드는 유전자에 대하여 조사하였는데, 각 개인은 장형(長形)

유전자 두 쌍이나 단형(短形) 유전자 두 쌍 또는 장형과 단형 유전자 한 쌍씩을 부모로부터 받아서 태어나며, 단형의 유전자를 가진 사람이 장형의 유전자를 가진 사람보다 스트레스에 훨씬 더 민감한 반응을 보인다는 것이다.

그렇기 때문에 동일한 스트레스를 받더라도 유전자의 차이에 따라 그 스트레스로 인해 육체적, 정신적 고통을 심하게 받는 사람과 그렇지 않은 사람의 차이가 있게 되는 것이다.

그렇다고 해서 장형의 유전자를 가진 사람에게는 스트레스성 질환이 전혀 오지 않는다는 것은 아니다. 어떤 형태의 유전자를 가졌던 간에 과도한 스트레스를 장기간 받게 되면 누구나 다 자율신경에 이상이 생기기 마련이다. 그렇기 때문에 스트레스를 적당한 선에서 그치게 만드는 지혜가 필요한 것이다.

지금까지 자율신경 이상 증세는 어떤 사람에게 잘 나타나게 되며 그 이유는 무엇인지에 대해 간략하게 살펴보았다. 이제부터는 스트레스 등이 자율신경계에 어떤 변화를 일으키게 되어 자율신경 이상 증세를 유발하게 되는지에 대해서 살펴보기로 하자.

신경 전달 물질의 양이 감소하게 된다

의학적 연구가 시작된 후, 우리가 가장 먼저 알게 된 것은 세로토닌, 도파민, 노르-아드레날린과 같은 신경 전달 물질의 감소가 자율신경의 이상을 초래한다는 것이었다.

세로토닌, 도파민, 아드레날린 등은 교감 신경을 움직여 주는 신경 전달 물질인데, 이들이 감소하게 되면 우리 몸을 활동적으로 만들어 주는 교감 신경 작용이 제대로 이루어지지 않게 된다.

따라서 매사에 의욕이 없어지거나, 기운이 없어 손끝 하나 움직이기 귀찮아지고, 기억력이 감퇴되고 집중력이 떨어지는 등과 같은 증상이 나타나게 된다.

이와 같은 원인으로 일어나게 되는 질환 중 우울증이 있는데, 이는 신경 전달 물질이 심하게 감소되어 나타나는 신경과적 질환이다.

그런데 우리나라 사람들은 대부분 이런 우울증을 마치 정신적으로 무슨 문제가 있기 때문에 나타나는 질환인 것인 양 잘못된 생각을 하고 있다.

이것은 정말 잘못된 생각이다.

자율신경 이상 증상이 일어나는 과정

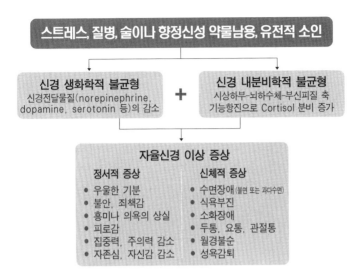

스트레스, 질병, 술이나 향정신성 약물남용, 유전적 소인

신경 생화학적 불균형
신경전달물질(norepinephrine, dopamine, serotonin 등)의 감소

+

신경 내분비학적 불균형
시상하부-뇌하수체-부신피질 축 기능항진으로 Cortisol 분비 증가

자율신경 이상 증상

정서적 증상	신체적 증상
● 우울한 기분	● 수면장애(불면 또는 과다수면)
● 불안, 죄책감	● 식욕부진
● 흥미나 의욕의 상실	● 소화장애
● 피로감	● 두통, 요통, 관절통
● 집중력, 주의력 감소	● 월경불순
● 자존심, 자신감 감소	● 성욕감퇴

체질적인 문제로 인해 신경 전달 물질이 감소된 결과 나타나게 되는 우울 증세를, 마치 그 사람의 정신에 문제가 있거나 의지가 약해 생기는 질병으로 몰고 가서, 가뜩이나 몸과 마음이 불편한 사람을 더욱 더 궁지로 몰아넣는 경우가 비일비재한 것이다.

사실 이런 사회적 인식 때문에, 수많은 사람들이 자신의 우울증을 남들이 알까 싶어 숨기고 지내다가, 나중에는 그 증세가 심해져 자살로 생을 마감하게 되는 경우도 많이 나타나고 있다.

우울증은 정신적인 문제가 있어서 생기는 병이 아니다. 그냥 자율신경을 조절해 주는 신경 전달 물질이 어떤 이유로 인해 감소하게 되고 그 현상이 심해지면서 나타나는 증상일 뿐이다.

그렇기 때문에 그 감소된 신경 전달 물질만 원래대로 복원시키면 모든 문제가 끝나는 것이다.

실제로 이와 같이 감소된 신경 전달 물질만 증가시켜 주면 우울증이나 자율신경 이상 증세의 상당 부분은 개선된다.

그러나 이 사실만 가지고는 설명되지 않는 자율신경 이상 증세가 아직도 많이 남아 있다.

우리가 자율신경 이상 증세나 우울증을 치료하기 위하여 세로토닌과 아드레날린의 양을 증가시켜 주는 약물을 투여했을 때 실제로 3~4시간 후에는 혈액 중 신경 전달 물질의 양이 증가하기 시작하지만 그 병세의 호전은 2~3주가 지난 후에야 일어나게 된다.

이 사실은 무엇을 말해 주는 것일까?

신경 전달 물질의 감소와 상관없이 자율신경 이상을 초래하는 요인이 또 있다는 것이다.

신경 전달 물질을 받아들이는 수용체에 이상이 온다

실제로 자살하려는 생각을 갖는 극심한 우울증 환자의 경우에는, 자살 충동을 막기 위해 뇌에 강한 전기 충격을 주어 우울 증세를 치료하기도 하는데, 이런 전기 충격 요법은 신경 전달 물질의 증가와는 아무 상관이 없는 치료 방법이다.

그렇다면 이런 전기 충격 요법은 어떻게 해서 우울증을 치유해 줄 수 있을까?

이것을 설명해 주는 것이 바로 수용체 감수성 이론이다.(우리 몸의 중요한 활동을 조절해 주는 각종 호르몬이나 신경 전달 물질, 우리가 먹는 약 등은 인체 내에 그들이 작용할 수 있도록 받아들여 주는 수용체가 있어야만 그 생리적인 효과를 발휘할 수 있게 된다.)

즉, 강한 전기 충격으로 인해 신경 전달 물질을 받아들이는 수용체의 감수성이 정상화되었기 때문에, 신경 전달 물질을 증가시키지 않고도 효과가 나타나는 것이다.

이 이론의 성립을 뒷받침해 주는 또 다른 사실은 우울증을 치료해 주는 약 중에는 신경 전달 물질의 증가와는 아무 상관이 없는 약도 있다는 사실이다.

그러나 이 이론으로도 설명되지 않는 부분이 아직도 남아 있다.

자율신경 이상이나 우울증 등에서 자주 나타나는 현상 중 불안 증세가 있다. 이러한 불안 증세는 어떤 자극을 받게 되었을 때 우리의 신경 전달 물질 중 아드레날린의 양이 증가하면서 나타나는 증세이다.

이러한 사실을 통해서 볼 때 우울증이나 자율신경 이상 증세가 신경 전달 물질의 감소로 일어난다는 가설이나 수용체의 감수성 문제만으로는 설명하기 곤란하다는 논란의 소지가 여전히 남아 있는 것이다.

그래서 최근에 다시 대두되고 있는 것이 다음과 같은 가설이다.

신경 전달 물질 조절 체계에 장애가 온다

신경 전달 물질의 단순한 증가나 감소보다도 전체 신경 전달 물질 조절 체계에 장애가 생기게 되면 자율신경 이상이 생긴다는 것이다.

우울증이나 자율신경 이상 증세는 신경 전달 물질의 단순한 증가나 감소, 또는 신경 전달 물질과 반응하는 수용체의 이상에 의해서만 나타나는 것이 아니라, 전체적인 신경 전달 물질 조절 체계에 이상이 생겨서 나타나게 되는 것이다.

즉 단순히 스트레스 등에 의해서 자율신경계를 움직여 나가는 신경 전달 물질의 양이 감소하거나, 신경 전달 물질을 받아 들이는 수용체에 변화가 생겨 우울증이나 자율신경 이상 증세가 나타나는 것이 아니라, 스트레스 등에 의해서 전체적으로 자율신경계를 조절하는 조절 체계에 이상이 발생하기 때문에 육체적 장애와 정서적 장애가 발생하게 되는 것이다.

우리가 단순하게 신경 전달 물질의 감소나 신경 전달 물질과 반응하는 수용체 이상 현상만으로는 설명할 수 없었던 여러 가지 현상들도 이런 관점에서 이해해 보면 쉽게 수긍할 수 있게 된다.

자율신경 이상 증상에서 나타나는 감정의 급격한 변화라든지 신체 리듬의 종잡을 수 없는 변화 등은 모두 자율신경 조절 체계의 이상으로 인하여, 각각의 신경계가(아드레날린 신경계, 도파민 신경계, 세로토닌 신경계 등) 어떤 자극에 대하여 불규칙적이고, 비정상적으로 과민하게 반응하기 때문에 일어나게 되는 것이다.

즉 자율신경 조절 체계의 이상으로 인하여 외부의 특별한 자극이 없는 경우에도, 신경계가 비정상적으로 흥분하여 긴장 상태를 유지하게 되거나, 생각에 생각이 꼬리를 물고 일어나거나, 괜히 불안해지거나, 작은 자극에도 과도한 반응을 보이게 된다. 또한, 정말 필요한 경우, 즉 어떤 일이 생겨 신경계가 적절한 반응을 하여야 할 때, 신경전달 물질이 고갈되어 아무런 반응도 하지 못하게 되거나, 의욕이 없고 세상만사가 다 귀찮게 여겨지게 되거나, 온몸이 무기력해져 아무것도 할 수 없을 것 같이 느껴지게 된다.

이상에서 살펴본 이러한 자율신경계의 변화들이 결과적

으로 우리에게 자율신경 이상 증상이나 우울증 등을 나타나게 만드는 것이다.

결론적으로 말해서, 우울증이나 자율신경 이상 증상은 스트레스나 질병, 술이나 약물 남용, 유전적 소인 등으로 인하여 자율신경계를 움직여 나가는 신경 전달 물질의 양이 감소되고, 또 신경 전달 물질과 반응하는 수용체의 감수성에 이상이 생기고, 자율신경계를 유기적으로 조절하는 조절 체계가 무너지게 되며, 사소한 일에도 과민하게 반응하게 되거나, 적절한 반응을 할 수 없어져 나타나는 현상인 것이다.

지금까지 보아온 것처럼 자율신경 이상은 어느 한 가지 원인에 의해서 발생된다기보다는 위의 세 가지 변화가 모두 그 원인이 될 수 있는 것이다.

자율신경에 이상이 온 것을 무엇으로 알 수 있을까?

05

지금까지 우리의 몸엔 어떠한 질병도 이겨낼 수 있는 방어력이 있으며, 이 방어력은 우리의 자율신경이 정상적인 작용만 하고 있으면 언제나 제 역할을 충실히 수행해 나갈 수 있다는 것을 말했다.

이것은 바꾸어 말하면, 우리의 자율신경이 제 역할을 제대로 발휘하지 못하게 되면 우리 몸을 지켜 주는 방어력도 제 역할을 수행할 수 없게 되므로, 우리는 결국 병에 걸릴 수밖에 없다는 말이 된다.

물론 우리에게 생기는 질병이 모두 다 자율신경의 이상으로 인해 일어나는 것이라고는 말할 수 없다. 그러나 만성적이며 반복적으로 일어나는 내과적 질환의 경우 대부분 그 내면에는 자율신경 이상이 관여하고 있다고 보면 무리가 없을 것이다.

우리에게 찾아오는 질병 중 일시적인 과로로 인해 생기는 감기나 그 관련 질환(기관지염, 편도선염, 비염 등), 또는 과음, 과식이나 일시적인 부주의에 의해 생기는 위궤양이나 위염 같은 질환은 한번 치료되면 대부분 별다른 합병증 없이 그것으로 끝나게 된다.

그러나 치료를 해도 잘 낫지 않고 반복해서 되풀이하여 앓게 되는 만성적인 질환인 경우, 이와 같은 자율신경의 이상이 내재되어 있는 경우가 대부분이다.

그렇다면 자율신경의 이상과 관련된 질환을 앓고 있는지 그렇지 않은지를 알 수 있는 방법으로는 어떤 것이 있을까?

물론 이런 구분 기준이 무슨 수학 공식처럼 명확하게 확정되어 있는 것은 아니다.

그러나 그 개략적인 기준이라도 알고 있으면 자신에게 어떠한 일이 일어나더라도 상황에 맞게 올바르게 대처할 수 있을 것이다.

우리는 앞에서 자율신경에 이상이 생기면 신체적 장애와 더불어 정서적 장애도 생기게 된다는 것에 대해 살펴보았다.

사실 이 내용은 자율신경 이상 여부를 판단하는 중요한 지표라 할 수 있다.

신체적 장애 증세

- 육체적 통증(두통, 어깨 결림, 담 등과 같은 근육통, 관절 주위의 통증 등)
- 위나 십이지장에 생기는 염증이나 궤양 증세, 신경만 쓰면 나타나는 과민성 대장 증세(설사나 변비 또는 그 두 가지 증세가 교대로 나타나는 증세)
- 손, 발, 얼굴 등이 잘 붓는 것과 같은 순환 장애 증세
- 특별한 이유도 없이 찾아오는 만성적인 피로 등

수면적 장애 증세

- 잠이 들기 어렵거나, 잠이 들긴 들어도 이른 아침에 일찍 잠에서 깨어난다.
- 잠을 자긴 자는데도 온갖 세상 소리가 다 들리고, 깨어나면 하나도 생각이 나지 않는 온갖 종류의 꿈을 밤새 꾸어 깊은 숙면을 취하지 못한다.

- 아무리 자도 또 자고 싶어지고 언제나 졸리는 기분이 든다.

정서적 장애 증세

- 세상 모든 일에 흥미가 없어지면서 무엇을 하고 싶다는 의욕이 사라지고, 식욕이 없어 밥 먹기가 싫어지고, 성적 동기 유발이 잘 일어나지 않는다.

- 지속적이며 반복적으로 불쾌감이 느껴지거나, 모든 잘못이 다 자신의 잘못에 의해 일어나는 것으로 생각되어 늘 죄책감에서 벗어날 수 없다.

- 조그마한 일에도 잘 놀라거나, 특별한 일이 아님에도 불구하고 불안감이나 초조감을 자주 느낀다.

- 일상적으로 접하게 되는 사소한 일에도 잘 참지 못하고 짜증을 내거나, 치밀어 오르는 화를 참을 수 없어 어쩔 줄 모르게 되는 등과 같은 감정 불안 증세가 나타난다.

- 금방 들었던 일도 잊어버리거나 들고 있던 전화기를 김치통 대신 냉장고에 넣어 두는 등과 같은 기억력 감퇴나 주의력 및 집중력 저하 증세가 자주 나타난다.

- 분명히 잠근 가스불도 몇 번씩 확인해야 직성이 풀리거나 방금 잠그고 나온 대문도 돌아서서 다시 한 번 확인해 보아야 안심이 된다.

정서적 장애 증세가 앞에서 언급한 육체적 장애 증세와 함께 최소한 2주 이상 나타나게 될 경우 자율신경의 이상에 의해 일어나게 되는 질환이라고 보면 될 것이다.

자율신경 이상에 따른 증상이라고 해서 위에서 예시한 모든 증세가 다 함께 나타나는 것은 아니다. 사람에 따라 신체적 장애 증세 한두 개와 정서적 장애 증세 한두 개가 같이 나타나거나 몇 가지의 증세가 함께 나타나기도 한다.

이런 사람이 있었다.

개인 사업을 하는 50대 중반 남자인데 그 사람 아내의 표현에 따르면 매우 건강하여 새벽 두세 시까지 바둑 방송을 보고도 다음날 아침에 아주 일찍 일어났으며, 감기도 잘 안 걸렸으며, 단지 장이 약해 설사를 자주 하는 것 외에는 아무 문제가 없다고 했다.

이 사람의 성격에 대해 남들이 말하는 걸 들어보면 매사에 아주 철저하여 무슨 일이든 빈틈없이 철저하게 마무리 짓기 때문에 친구들 사이에서도 독일 병정이라는 별명으로 불린다고 했다.

그런데 이 사람이 40대 중반이 되던 무렵부터 수면 장애(본인의 표현으로는 그냥 잠이 없어졌다는 것이다)와 과민성 대장 질환 증세가 나타났다고 한다. 이에 주변 사람들은 치료를 권하며 성화를 해보았지만, 본인의 이야기가 치료해도 잘 낫지도 않고 그냥 두어도 10년 이상 아무 탈이 없었는데 뭐가 어때서 성화냐고 역정을 낸다는 것이다.

그런데 그 후 몇 년이 지난 작년 말 무렵 장이 이상하게 아파 병원에 가서 검사를 했더니 대장에서 암이 발견되었다고 했다.

이 사람의 경우 무엇이 문제가 되었을까?

우리가 보기에는 단순히 모든 것이 다 건강해 보였을지 모른다. 단지 잠만 좀 적게 자고 설사만 자주 했는데 그것도 문제가 되는가 하고 간단히 생각했을 수도 있다.

잠을 좀 적게 자고 설사 좀 자주 한다는 것 자체는 그리 큰 문제가 되지 않을 수도 있다.

그러나 이 사람의 경우, 이와 같은 증세가 자율신경 이상으로 인한 수면 장애와 과민성 대장 증세였다는 것이 문제였던 것이다.

즉, 자율신경 이상으로 그와 같은 증세가 지속적으로 나타났다는 것은, 그 증세가 지속되는 동안 자율신경의 영향을 받는 그의 면역계가 제대로 활동하지 못했다는 것이고, 그 결과 매일 30~40개 이상 생기는 암세포를 효과적으로 제거할 수 없었던 것이다. 또 이렇게 면역력이 저하된 상태가 계속적으로 유지되었으므로, 그의 몸 안에 생성된 암세포가 그렇게 오랜 세월에 걸쳐 자라나는 동안 이를 제대로 제거할 수 없었던 것이다.

이런 일이 비단 그 사람에게만 일어나는 건 아닐 것이다.

우리 주변에서 암으로 고생하는 사람들을 면밀히 살펴보면 암이 발견되기 오래 전부터 분명 그들에겐 자율신경 이상으로 인해 나타나는 증상이 있어 왔던 것이다.

바로 그때 자율신경의 이상을 바로잡음으로써 무너져 가는 방어력을 정상으로만 돌려놓았다면, 오늘날에 와서 암과 같은 병으로 고생하지는 않았을 것이다.

후회란 아무리 빨리 한다 하여도 이미 늦은 것이다.

우리에게 암이라는 판정이 한번 내려진다면 무엇보다도 먼저 무너진 방어력을 회복시키기 위한 방법을 강구해야만 할 것이다.

그렇지 않고 우물쭈물하다 보면 그 암이 생긴 날(면역력이 무너진 날)부터 면역력이 회복되는 날까지 매번 새롭게 생기는 암세포들이 순차적으로 자라나 시간을 두고 나타나게 될 것이다.

이를 두고 우리는 보통 옛날에 있던 암이 전이된 것이라고 생각하는데, 그 암이 전이된 암인지 그 암이 생긴 후 새롭게 자라난 암인지 알 수 없는 일이다.

중요한 것은 이 순간 우리의 방어력은 무너진 상태라는 것이다.

따라서 우리가 암에 걸렸다는 것을 알게 되는 순간 제일 먼저 하여야 할 일은 무너진 우리의 방어력을 회복시키는 것이며, 그를 위해 첫 번째로 해야 할 것이 정상 상태를 벗어난 우리의 자율신경을 정상화시키는 일일 것이다.

지금까지 자율신경의 이상을 알아 낼 수 있는 방법에 대해 간략히 살펴보았다. 이제 우리에게 남겨진 것은 어떻게 하면 이상이 생긴 자율신경을 정상으로 되돌릴 수 있을까 하는 것이다.

자율신경 이상 증세는 어떻게
바로잡을 수 있나?

06

짧게는 몇 년, 길게는 십 수 년을 자율신경과 관련된 질환으로 고생하다보면 과연 내 병이 나을 수 있을 것인가? 라는 회의가 들기도 할 것이다.

그러나 우리 몸에는 기적과도 같은 일들이 일어날 수 있는 무한한 능력(회복력, 면역력, 적응력, 예비력)이 잠재되어 있기 때문에, 어떠한 질병이라도 그것을 극복하고자 하는 의지와 개인적인 노력이 뒷받침된다면 능히 이겨낼 수 있는 것이다.

자율신경계가 잠시 정상 상태를 벗어났기 때문에 생기는 이런 질환(이런 질환을 자율신경 실조증, 심신증(psychosomatic disorder)이라 이름 붙였다)들은 자율신경계가 정상적인 상태를 유지할 수 있도록 만들어 주기만 하면 완벽하게 치유할 수 있다.

자율신경 이상이 신경 전달 물질의 감소와 신경 전달 물질과 반응하는 수용체의 이상, 조절 체계의 이상으로 발현되는 증상이므로 이 부분들만 조절해 주면 모든 문제가 해결되는 것이다. 문제는 '어떤 방법으로 어떻게 조절하는 것이 최선의 방법인가'인데 필자의 경험으로 얻은 결론은 생약요법이 최선의 방법이라는 것이다.

일시적으로 일어나는 자율신경 이상 증세는 약을 먹을 필요도 없이 몇 가지 생활 습관을 개선시키기만 하면 정상의 상태를 회복할 수 있지만, 이미 그 정도가 지나친 자율신경 이상 증세는 생활 습관을 개선시키는 것만으로는 회복이 어렵고 약을 복용하여 흐트러진 자율신경을 정상화시키면서 자기의 생활 습관을 개선시켜 나가는 것이 올바른 방법이 될 것이다. 이렇게 하면 대략 6개월 정도의 기간 내에 자율신경은 정상을 되찾게 된다.

그런데 이 부분과 관련하여 많은 사람들이 필자에게 '아니 선생님 약만 잘 먹으면 되지 운동은 왜 하여야 하며, 생활 습관은 왜 고쳐야만 합니까?' 하는 질문을 자주 하곤 한다.

이 질문에 대한 답은 단지 자율신경에 관한 문제뿐만 아니라 모든 질병을 치유하는 데 있어서 반드시 지켜주어야 할 원칙이 될 것이다.

일반적으로 우리의 몸에서 발생되는 질병은 단순히 외부 자극(병원균이나 스트레스 등)이 있다고 발생되는 것이 아니라 내부 방어력 저하라는 요인이 함께 있을 때 발생되는 것이다.

예를 들어 사스나 조류 독감을 일으키는 바이러스가 우리 몸에 침입했다 하더라도 내 몸의 저항력만 강하다면 아무 문제없이 이겨낼 수 있을 것이다. 그렇지만 내 몸의 저항력이 약해졌을 때 그런 바이러스가 침범하게 되면 큰 문제가 일어날 수도 있을 것이다. 이런 경우에는 바이러스를 죽일 수 있는 약만 찾아서는 곤란하고 자기 몸의 저항력을 회복시키는 조치를 함께 하는 것이 올바른 대처 방법이 될 것이다.

거기에다가 우리가 지니고 있는 항생제나 항바이러스제만으로 이 세상에 있는 모든 세균이나 바이러스를 퇴치하지 못하는 현실을 고려한다면 더더욱 자기 몸의 저항력을 기르는 데 중점을 두어야 할 것이다.

마찬가지로 자율신경 이상 증상도 스트레스라는 외부 자극에 의해서만 발생되는 것이 아니라 그런 자극을 이겨낼 수 있는 내부 시스템의 손상이라는 점이 더 큰 비중을 차지하고 있다.

손상된 내부 시스템을 복원시키기 위해서는 손상된 부분을 복원시키는 일 만큼 중요한 것이 더 이상 손상을 주지 않는 일이 될 것이다.

내가 이런 생활 습관을 가지고 살아온 결과 내 자율신경계에 이상을 초래하였다면 내 생활 습관을 바꾸는 것이 더 이상 손상을 주지 않는 일이 될 것이다. 그러면서 손상된 부분을 복원시키기 위해 약을 복용한다면 빠른 시일 내에 자율신경은 정상을 찾게 될 것이다.

이제 다음 장에서 자율신경을 정상적인 상태로 유지할 수 있는 생활 습관이란 어떤 것인지, 또 우리가 어떻게 관리해야 자율신경계가 정상을 유지할 수 있는지에 대해 살펴보기로 하자.

3장

어떻게 하면 자율신경이 정상을
유지하도록 할 수 있을까?

어떻게 하면 자율신경이 정상을 유지하도록 할 수 있을까?

01

이 문제의 해답을 찾는다는 것은 지금까지 필자가 애써 찾아온 그 모든 부분들의 결론을 얻는다는 걸 의미한다.

지금까지 우리는 우리 몸에 내재되어 있는 그 무궁무진한 힘, 즉 암이나 에이즈마저도 이겨낼 수 있는 방어력이 우리의 자율신경에 의해서 조절되고 있다는 것을 알 수 있었다.

또한 우리의 자율신경에 이상이 생기게 되면 그 수많은 고통들이 우리를 괴롭힐 것이고, 우리를 지켜 주는 방어력도 무너질 것이며, 그로 인해 암이나 기타 여러 가지 질환에 걸려 우리의 삶의 질을 떨어뜨리고, 결국 생명마저 잃게 된다는 사실도 알 수 있었다.

이러한 사실로 짐작하건대 자율신경이 우리 삶의 질(거

의 매일을 아픈 채로 지낸다면 삶이 얼마나 허망하겠는가)과 건강에 미치는 영향은 지대하다고 볼 수 있다.

즉, 우리의 자율신경이 정상적인 상태를 유지할 수 있도록 우리 몸을 잘 관리할 수만 있다면 우리는 우리에게 다가오는 그 어떤 종류의 질병이라도 두려워할 필요가 없는 것이다.

우리의 자율신경이 그 모든 문제를 알아서 잘 해결해 줄 수 있을 것이기 때문이다.

이 정도의 일이라면 누구라도 한번 해볼 만하지 않은가?

살아가면서 몇 가지 점만 지켜 나간다면 질병이라는 것을 모른 채 건강하게 살 수 있는데, 그 길을 외면하고 만다면 이 어찌 딱한 일이 아닐 수 있겠는가?

자! 이제 그 길을 하나하나 찾아보기로 하자.

자율신경을 정상 상태로 유지하기 위해 우리가 지켜야 할 일

- 일은 열심히 하되 충분한 수면을 취한다.
- 식사는 제대로 할 수 있어야 한다.
- 혈액 순환이 잘 되게 하여야 한다.
- 스트레스를 잘 받아들일 수 있는 상태로 만든다.

이상의 4가지 수칙을 제대로 지킬 수만 있다면 우리의 인생에서 질병의 고통은 사라질 수 있을 것이다.

반대로 이 4가지 수칙을 지키지 못한다면 우리의 인생에서 건강은 멀리 떠나버리게 될 것이다.

이제 그 하나하나의 수칙에 대하여 자세히 알아보도록 하자.

일은 열심히 하되 충분한
수면을 취한다

02

잠을 잔다는 사실에 대하여 우리가 가지고 있는 일반적인 생각은 어떤 것일까?

많은 사람들이 잠자는 시간을 자기의 인생에서 그냥 버려지는 아까운 시간쯤으로 생각하고 있는 것 같다.

그렇다면 정말 잠자는 시간은 우리 인생에서 버려지고 마는 시간일까?

이런 생각은 대단히 잘못된 것이다.

잠이란 그냥 버려지는 시간이 아니다. 새로운 탄생을 준비하는 아주 중요한 시간인 것이다.

우리의 몸은 일생 동안 살아가는 데 필요한 그 모든 것을 한꺼번에 갖추어 놓고 필요할 때마다 조금씩 끄집어내어 쓸 수 있도록 만들어진 것이 아니라, 하루를 기준으로 수지 균형을 맞추어 가면서 살아가게끔 만들어져 있다.

즉, 우리 몸은 오늘 하루를 활동하는 데 필요한 에너지는 오늘 섭취한 음식으로 충당하게끔 되어 있고(그렇기 때문에 매일 세 끼 밥을 먹는 것이다. 이 원칙을 무시하면 우리 몸의 대사 과정에 이상이 올 것이다), 오늘 하루를 살며 내 몸 안에 생긴 여러 가지 문제점들은 내일이 오기 전에 다 해결해 놓게끔 만들어져 있다.

이것이 이루어지는 때가 바로 수면 시간인 것이다.

우리가 잠을 자는 동안에도 우리 몸속에서는 실로 엄청난 일이 행해지고 있다.

우리는 앞에서 하루에 30~40개 이상의 암세포가 우리 몸속에서 생긴다는 사실을 알게 되었다.

이렇게 생성된 암세포를 제거해 주는 시간이 바로 이 수면 시간인 것이다.

이런 일들이 원활하게 진행될 수 있도록 우리 몸에서 생성되는 면역 억제 물질인 코티솔의 분비량도 밤중에는 최소 상태가 된다.(코티솔의 분비가 낮에는 많고 밤에는 적기 때문에 통증이나 열 등이 밤에 훨씬 심해지는 것이다.)

그뿐만이 아니다. 낮 동안의 활동으로 우리 몸 안에 생겨

난 피로 물질이나 우리 건강에 해를 끼칠 수 있는 제반 요소들을 제거해 주는 시간도 바로 이 수면 시간인 것이다.

따라서 우리가 숙면을 취하게 되면 그동안 이 모든 것들이 전부 다 깨끗하게 정리된다. 따라서 잠에서 깨어난 순간부터 또다시 상쾌하게 새로운 하루를 시작할 수 있는 것이다.

이렇게 하루하루를 반복할 수 있다면 우리는 언제나 새롭게 태어난 것처럼 건강하게 일생을 살 수 있게 된다.

얼마나 쉬운 일인가!

그러나 반대로 이것이 제대로 이루어지지 않는다면 건강상의 문제가 하나 둘씩 생겨나기 시작하는 것이다.

전날 밤에 잠을 설쳐 다음날 하루 종일 컨디션이 좋지 않은 상태로 고생을 해 본 경험을 누구나 한 번쯤은 겪어보았을 것이다.

이런 일이 한두 번으로 끝난다면 별 문제가 되지 않는다.

그러나 계속 반복된다거나 충분히 잠을 자더라도 숙면 상태가 지속되지 않는다면 우리는 더 이상 건강을 기대할 수 없게 된다.

우리의 자율신경계에는 기본적으로 적용되는 규칙이 있

는데, 수면에 이상이 생기면 그 규칙이 깨어지기 때문이다.

즉, 낮 동안에는 교감 신경이 활발한 활동을 하게 되고 반대로 밤이 되면 교감 신경은 휴식을 취하고 부교감 신경이 활발한 활동을 하는 식의 리듬을 가지고 있는데, 우리가 밤에 잠을 설치거나 꼬박 새우게 되면 자율신경계의 이 같은 리듬이 깨지게 된다. 그리고 이 상태가 오랫동안 지속되게 되면 전체적으로 자율신경계가 정상 상태에서 벗어나게 되는 것이다.

그렇게 되면 몸의 모든 리듬이 깨어지게 되고, 그때부터 온갖 종류의 질환이 제 집 드나들듯 우리에게 찾아오게 될 것이다.

그렇다면 잠은 하루에 몇 시간을 자야 하는 것일까?

여기에 대해서는 특별히 정해진 규정이 없다.

그러나 건강한 삶을 유지하기 위하여 우리에게 필요한 수면 시간은 보통 6시간에서 8시간 정도이며, 이는 개인의 체질에 따라 조금씩 차이가 있다.

수면에 필요한 시간을 따질 때 가장 중요한 요소는 자는 시간의 많고 적음이 아니라 잠에서 깨어났을 때 몸 상태가 어떠한가를 그 척도로 삼으면 된다.

6시간 미만을 자더라도 아침에 일어났을 때 몸을 짓누르는 피로감 없이 상쾌하게 하루를 시작할 수 있다면 그 것으로 충분한 것이고, 8시간 이상을 자더라도 피로가 풀어지지 않아 몸의 컨디션이 좋지 않다면 수면 시간이 부족한 것이다.

그런데 여기서 의학적으로 문제가 되는 수면이 있다.

수면 시간이 하루 5시간 미만인데도 육체적으로 별다른 이상을 느끼지 못하거나, 8시간 이상을 잤는데도 항상 잠이 모자라 늘 졸리거나 피로한 상태라면 문제가 있는 것이다.

그 다음으로 문제가 되는 건 수면의 질과 관련된다.

즉, 잠을 청하기가 매우 어렵다거나, 잠은 잘 들지만 새벽녘에 일찍 잠이 깨어나며 한번 잠에서 깨면 다시 잠들기가 어렵다거나, 잠자는 동안 늘 기억할 수 없는 꿈을 계속 꾼다거나, 조그만 소리에도 놀라 잠이 깬다든지 하면 이것은 문제가 있는 수면이라 볼 수 있다.

이런 상태가 2주 이상 지속되면서 앞에서 설명한 한두 가지의 신체적 장애 증세와 정서적 장애 증세가 동반된다면 절대 가만히 있어선 안 된다.

이런 종류의 문제는 절대 자기 혼자서 해결할 수 있는 성질의 것이 아니므로 반드시 전문가의 도움을 받아 문제점을 해결해야만 할 것이다.

수면과 관련된 사항 중에서 우리가 반드시 기억하여야 할 점이 있다면, 수면은 우리의 건강 유지를 위해 꼭 필요한 것이며 여기에 이상이 생기면 자율신경계에도 문제가 생기게 되고 그 결과 우리의 건강을 해치게 된다는 사실이다.

잠자는 시간 몇 시간을 아끼려다 우리에게 주어진 수명 중 몇 십 년을 잃어버리는 잘못은 범하지 말아야 할 것이다.

식사는 제대로 할 수
있어야 한다

03

옛말에 사람이 건강하려면 밥 잘 먹고 잠 잘 자고 배변을 잘해야 한다는 말이 있다.

이 말은 우리 조상들이 오랜 세월 동안 경험을 통해 그런 사람들이 건강하게 산다는 것을 보아왔기 때문에 할 수 있었던 말일 것이다.

사실이 그러하다.

건강한 사람치고 이 세 가지가 원활하게 이루어지지 않는 사람이 없다. 바꿔 말하면 이런 게 잘 이루어지지 않는 사람들 가운데서 건강한 사람을 찾는 건 어렵다.

이 세 가지 기능은 모두 자율신경이 정상적으로 움직일 때 비로소 원활하게 이루어질 수 있는 것이기 때문이다.

이 세 가지 기능이 원활하다는 건 적어도 아직 자율신경에는 아무런 이상이 없다는 말이 되며, 이런 상태가 계속 이어질 수만 있다면 언제까지나 건강하게 살 수 있다는 말이 된다.

이렇게 따져볼 때 밥을 잘 먹고 잠을 잘 자고 배변이 원활한가 그렇지 않은가 하는 건 우리의 건강 상태를 가늠할 수 있는 중요한 척도가 될 수도 있다.

사실이 그렇다.

어떤 면에서는 비싼 비용을 들여 건강 검진을 받는 것보다 더 정확하게 우리 몸의 개략적인 상황을 판단할 수 있는 지표가 될 수도 있다.

밥 잘 먹는다는 사실 하나만 두고 봐도 그렇다.

매일 반복되는 이 간단한 행위 이면에는 우리 몸 안에 있는 수많은 내부 장기의 기능이 원활하다는 의미가 담겨져 있다.

우리가 한 끼 밥이라도 잘 먹을 수 있으려면 우선 우리의 소화 기관에 아무런 문제가 없어야만 한다.

식도부터 위, 소장, 대장에 이르기까지 아무 문제가 없어야 하며, 간이나 담낭, 췌장과 같은 소화기계에도 문제가 없어야 한다.

또한 소화가 잘 되기 위해서는 위나 장의 연동 운동이 잘 이루어져야 하는데, 이 연동 운동을 위해서는 위나 장의 평활근에 혈액 공급이 원활하게 이루어져야 한다.

이렇게 되기 위해서는 심장이나 혈관에 아무 문제가 없어야만 할 것이다.

또 위나 장의 평활근이 힘차게 연동 운동을 하기 위해서는 에너지의 공급뿐만 아니라 근육 활동에 필요한 산소도 원활히 공급되어야 한다.

그러기 위해서는 빈혈 증세가 없어야 하며 또 우리 몸에 필요한 산소를 받아들이는 폐나 기관지 같은 호흡기 계통에도 아무런 문제가 없어야만 한다.

이처럼 밥 잘 먹는 것 하나를 위해서는 실로 수많은 우리 몸 안의 기관들이 모두 원활하게 움직여 주어야 하는 것이다.

따라서 우리가 밥을 잘 먹을 수 있다는 건 우리 몸의 모든 기관이 원활하게 움직이고 있다는 걸 반증해 주는 것이다.

또한 이 사실은 우리의 자율신경이 아무런 이상 없이 우리 몸을 잘 조절해 주고 있다는 걸 증명해 준다.

그러니까 밥을 잘 먹을 수 있다는 건 건강하다는 의미이다.

밥 잘 먹는다는 사실에 대한 의미는 그렇다 치고, 우리가 다음으로 알아두어야 할 내용은 '그렇다면 무엇을 얼마만큼 먹어야 하는가' 라는 문제일 것이다.

식사량은 얼마 만큼이어야 하는가?

우리가 반드시 알고 있으면서 지켜야 할 사항이 있다면 바로 이 식사량에 관련된 문제일 것이다.

일반적으로 위는 자신의 왼손 주먹만한 크기의 근육으로 이루어져 있는 주머니 모양의 장기이다.

이 위로 음식물이 들어오게 되면 이 근육 주머니가 늘어나면서 음식물을 저장하게 된다. 그리고 마치 주먹을 쥐었다 펼쳤다 하는 것처럼 연동 운동을 하면서 음식물을 소화시켜 십이지장으로 내려 보내는 역할을 한다.

그런데 한꺼번에 너무 많은 양의 음식물이 들어오게 되면 위의 근육 주머니가 너무 많이 늘어나게 되고 그 결과 연동 운동이 원활하게 이루어질 수 없어 소화가 잘 안 되게 된다.

이 경우 우리나라 사람들은 대부분 소화제를 찾는데 이

렇게 소비되는 소화제가 한 해 동안 금액으로 환산하면 2420억 원 정도 된다고 하니 이는 다시 한 번 생각해 보아야 할 문제일 것이다.

이런 것들은 모두 다 쓸데없이 버리는 돈이라 할 수 있기 때문이다.

소화제란 췌장이나 담낭에 문제가 있어 소화 효소가 잘 나오지 않는 사람이나 수술로 이들 장기를 제거한 사람에게나 필요한 것이다. 위가 연동 운동을 하지 못할 정도로 많이 먹어 소화가 안 되는 사람에게는 전혀 필요 없는 약인 것이다. 이런 경우 편안한 자세로 앉아 쉬고 있으면 거의 대부분 저절로 해결된다.

과식이라는 원천적인 잘못을 범해 놓고 속이 불편하다고 잠시를 참지 못하는 것은 더 더욱 큰 잘못을 범하는 일이 될 것이다.

물론 어쩌다 한 번씩 하게 되는 과식은 큰 문제가 되지 않는다. 그러나 이를 매일같이 반복하게 되면 위가 견뎌내지 못하고 고장이 나게 된다. 위 근육이 늘어나 위하수가 생기게 되거나 위염이나 위궤양이 생기게 되는 것이다.

결론적으로 말해서 위의 크기는 주먹만 하므로 음식물

의 양은 거기에 맞추어 알맞게 먹어야 한다.

이제는 1960년대처럼 못 먹고 살던 시절도 아니니까 많이 먹으라는 인사를 적게 먹고 건강하게 살자는 인사로 바꾸는 것도 한 번쯤 생각해 볼 필요가 있을 것이다.

먹는 양에 이어서 아직도 지켜야 할 중요한 내용이 남아 있다.

식사는 하루에 몇 번, 어떻게 하는 것이 좋은가?

요즈음에는 시간에 쫓기거나 입맛이 없어서 아침을 거르거나, 다이어트 때문에 식사를 거르는 사람들이 많이 있다.

그런데 식사를 거르게 되면 우리 몸에서는 어떤 반응이 일어나게 될까?

누구나 한 번쯤은 식사를 거른 채 무슨 일을 하다 문득 배가 고픈 걸 느끼면서 눈이 침침해지고, 머리가 아프거나 무거워지면서 어지럽거나 현기증이 나고, 온몸에 기운이 빠져 꼼짝도 하기 싫어지며, 갑자기 가슴이 두근거리면서 식은땀이 났던 경험을 가지고 있을 것이다.

이것은 사실 우리 몸의 에너지원인 혈당이 떨어질 때 나타나는 저혈당의 전구 증상인데, 매우 위험한 현상이라 할 수 있다.

혈당이 높아 고생하는 당뇨 같은 경우 몇 년 지나서야 이러한 위험한 증상이 나타나지만, 저혈당 같은 경우 딱 한 번 잘못 일어나 혈당이 40 이하가 되어도 목숨을 잃어버릴 수도 있다.

그렇기 때문에 이런 일이 자주 반복되면 우리 몸은 이런 위험에서 벗어나고자 우리가 먹는 음식물을 될 수 있으면 저장하려 하게 한다.(다이어트하고 난 뒤 나타나는 요요 현상이나 아침을 거르는 사람들이 쉽게 뚱뚱해지는 이유도 여기에서 찾아볼 수 있다.)

또 한 가지 우리가 반드시 기억해 두어야 할 사실이 있다.

어떤 이유에서든 식사를 거르게 되면 우리가 활동하는 데 필요한 에너지를 우리 몸 어디에선가 만들어 쓰게 된다. 이때 우리 몸을 구성하고 있는 성분을 분해해서 쓰게 되므로 이런 상태가 오래 지속되면 우리 몸의 체중이 줄게 된다.

그러나 우리 몸에서 먼저 빠져나가는 것은 지방질이 아

니라 근육을 구성하고 있는 단백질이라는 사실을 명심하여야 한다.

밥이나 빵과 같은 탄수화물의 대사 효율은 100%, 단백질의 대사 효율은 90%, 지방의 대사 효율은 겨우 70%밖에 안 되기 때문에 우리 몸은 에너지 효율이 높은 단백질부터 사용하게 되는 것이다.

따라서 우리가 식사를 거르게 되면 우리 몸에 있어 가장 소중한 근육은 분해되어 없어지게 되고, 그 근육이 빠져나간 자리에 아무 쓸모도 없는 지방이 나중에 자리 잡게 된다.

이런 이유 때문에 다이어트로 살을 뺐다 하더라도 요요 현상으로 체중이 다시 늘게 되면 비록 체중은 옛날과 같다 하더라도 부피가 훨씬 늘어나 더 뚱뚱하게 보이게 되며 근육이 없어져 체형이나 건강이 망가지는 것이다.

미용을 위해서라도 밥은 절대로 굶어서는 안 되는 것이다.

다음으로 기억해 두어야 할 것은 여러 가지 성분을 골고루 먹어야 한다는 것이다.

우리의 몸은 생명 유지를 위해 54종의 미네랄과 각종 비타민, 그리고 탄수화물과 지방, 단백질 등을 모두 필요로 한다.

그런데 이런 종류의 영양소들은 모두 우리 몸에서 만들 수 있는 것이 아니므로 필요한 그 모든 것을 외부에서 받아들여야만 한다.

만약 이와 같은 영양소나 미네랄이 외부에서 공급되지 않는다면 우리 몸은 그 결핍된 요소에 의한 장애를 얻게 된다.

내가 아는 여자 중에 이런 사람이 있었다.

젊은 나이에 아기 엄마가 된 여자였는데, 한 달에 두세 번씩 편도선이 붓거나 두통이나 몸살로 고생을 하곤 했다. 외관상으로는 빈혈 이외에 별다른 문제가 없어 보였다.

이에 6개월 이상 조혈제를 복용함으로써 빈혈 치료를 했고, 임상 검사상으로도 빈혈 증세는 완전히 없어지게 되었다.

그러나 그녀는 그런 것과 상관없이 계속하여 시름시름 앓았다. 그러던 어느 날 우연히 그 아기 엄마의 손톱을 보앉는데, 그야말로 심각한 지경에 이르러 있었다.

손톱이 대부분 갈라져 있었으며 손톱 두께란 게 젖먹이 어린애의 얇기 정도밖에 되지 않았다.

아니나 다를까 문제는 먹는 것에 있었다. 자기는 빵과 우유만 먹고 있으며 고기는 씹기가 귀찮아서 거의 먹지 않는다는 것이었다.

이 말은 곧 외부에서 유입되는 단백질이 거의 없다는 얘기가 된다.

그러나 모두가 알고 있다시피 우리의 몸은 매일 일정량의 단백질을 반드시 필요로 한다.

매일 조금씩 자라나는 머리카락과 손톱을 만들기 위해 그리고 매일 일정 부분씩 교체되는 조직 세포를 만들기 위해 단백질이 필요한 것이다.(이렇게 매일 조금씩 일부분이 새로운 세포로 교체되며, 이렇게 3년이 지나면 우리 몸의 조직 세포는 전부 새로운 세포로 바뀌게 된다. 그러므로 우리의 육체적 나이는 모두 3살밖에 안 되는 것이다.)

그런데 외부로부터 단백질이 유입되지 않으면 우리 몸은 무엇으로 손톱이나 발톱, 머리카락 등을 만들며 또 매일 만들어지는 새로운 세포는 무엇으로 만들어 내게 될까?

단백질이 외부에서 공급되지 않으면 우리 몸은 우리 피 속에 있는 알부민과 글로불린이라는 혈장 단백질을 끄집 어내어 새로운 세포나 손톱, 발톱, 머리카락 등을 만들게 된다.

대부분의 사람들이 우리 몸 안에서 중요한 역할을 하고 있다는 것 정도는 알고 있는 알부민은 보다 정확히 말해 혈관 속의 삼투압을 조절함으로써 조직 사이에 있는 노폐 물을 혈관 속으로 끌고 들어와 신장을 통해 버릴 수 있게 해주는 혈장 단백질이다.

따라서 간경화증이나 신부전증으로 복수가 차서 숨도 제대로 못 쉬며 고생하는 사람에게 알부민을 투여하면 복 수가 거짓말처럼 빠져나가게 된다.

이처럼 중요한 알부민을 고작 손톱이나 발톱을 만드는 데 써 버리게 되니까 조직 사이에 있는 노폐물을 제대로 제거하지 못하며, 그래서 조금만 피곤해져도 손발이나 얼 굴이 잘 붓게 되는 것이다.

또 글로불린은 면역 기능을 담당하고 있는 혈장 단백질 인데, 이것이 별 쓸모도 없는 곳에 이렇게 쓰여지게 되면 저항력이 약해져 걸핏하면 몸이 아프게 된다.

이쯤에서 일이 끝나면 그나마 다행일 것이다.

이 아기 엄마 같은 경우 이런 상태가 몇 년 동안 지속되다 보니 자율신경에까지 이상이 생긴 상태였다.

가뜩이나 소화 기능이 좋지 않은 데다 신경마저 예민해져서 조금만 기분이 나빠져도 속이 아프고 목과 명치 사이에 무엇이 걸려 있는 것처럼 가슴이 답답하고 숨이 차 더더욱 음식을 먹을 수 없었던 것이다.

그래서 이 병원 저 병원 두루 찾아가 보았지만 가는 곳마다 "신경성이다", "스트레스가 많아서 그렇다"는 대답만 들으니 어느새 병원 가는 걸 포기할 만도 했다.

사실 이런 사람은 이 아기 엄마 말고도 많이 있으리라 생각한다.

그러나 포기할 필요가 없고, 포기해서도 안 된다.

이 아기 엄마의 경우 1년 2개월 정도 자율신경을 조절한 결과 모든 것이 정상으로 돌아오게 되었다.

물론 본인의 피나는 노력이 있었기에 가능한 일이었다.

이 아기 엄마가 정상으로 돌아올 수 있었던 가장 큰 이유는 자기의 생활 패턴이 잘못되었다는 걸 스스로 깨닫고 그를 개선시키고자 노력했기 때문이다.

이 부분이 가장 중요하다고 할 수 있다. 따라서 우리는 절대 이 사실을 간과해서는 안 될 것이다.

자기 몸에 이상이 생겼을 때 그걸 고쳐 주는 건 의사도 아니고 약도 아니다. 오로지 자기 자신과 자기의 몸만이 자신에게 생긴 병을 고칠 수 있는 것이다.

그 외의 모든 것은 단지 그 치료를 위해 다소나마 도움을 줄 수 있는 것일 뿐이다.

자기만이 자신의 병을 고칠 수 있는 것이다.

다시 본론으로 돌아가 우리가 무엇을 먹어야 하는지 생각해 보자.

우리 몸에 필요한 54종의 미네랄과 각종 비타민 그리고 그 외의 모든 필요한 것들을 일일이 챙겨 먹기란 매우 어려운 일이다.

그러나 종합 비타민제를 이용하면 비교적 쉽게 그 목적을 달성할 수 있다. 매끼 식사를 잘 챙겨 먹고 나머지 부족한 부분은 종합 비타민으로 보충하도록 하면 될 것이다.

혈액 순환이 잘 되게 하여야 한다

04

자율신경의 활동이 제대로 유지되어 우리 몸이 최상의 상태를 유지하도록 하기 위해서는 제때 잠을 잘 자고 제때 식사를 제대로 할 수 있어야 한다는 사실에 대해 알아보았다.

우리가 잠을 자는 것은 우리 몸을 재정비할 수 있는 시간을 갖기 위해서이며, 식사를 제대로 한다는 것은 우리의 몸이 살아가는 데 필요한 필수 영양소들을 제대로 공급하는 데 그 의미가 있다.

이 두 가지 모두 매우 중요한 일이다.

그런데 이것만큼이나 중요한 사항이 하나 더 남아 있으니 바로 혈액 순환에 관한 것이다.

예를 들어 보자. 우리가 충분한 수면을 취함으로써 우리 몸을 재정비할 시간을 충분히 갖는다 해도 그에 필요한 연료가 제때 원활히 공급되지 않는다면 건강이 제대로 이루어질 리가 없다.

또 아무리 몸에 좋다는 음식을 많이 먹어도 그것이 꼭 필요한 곳에 제대로 공급되지 않는다면 아무 소용이 없게 된다.

이런 공급적 측면 외에도 혈액 순환이 원활하게 되지 않아 각 조직에서 생성된 노폐물들이 제대로 배출되지 않는다면 아무리 유별나고 다양한 노력을 한다 해도 아무 소용없는 일이 되고 만다. 결과적으로 우리 몸은 정상적인 상태를 유지할 수 없기 때문이다.

사실 우리 몸을 제대로 유지시키기 위해서는 꼭 필요한 산소나 다른 모든 영양소들이 바로 이 혈액을 통해 필요한 장기 곳곳에 공급되어야 하며, 또 인체의 모든 조직들에서 배출되는 노폐물들도 이 혈액을 통해 운반, 배설해야 한다.

이런 의미에서 본다면 혈액 순환이란 단순히 피가 잘 순환된다는 것에 그치는 게 아니라, 우리 몸의 모든 조직과 장기의 정상적인 활동을 가능케 해주는 또 다른 중요 요인인 것이다.

혈액 순환이 우리 몸에 있어 이렇게 중요한 의미를 지니고 있는 것이라면, 지금 우리에게 필요한 것은 어떻게 하면 우리 몸 안의 혈액 순환이 제대로 될 수 있게 하는지에 대한 지식일 것이다.

우리 몸에서 혈액 순환이 잘 되기 위해서는

첫째, 적정 체중이 유지되어야 하고,

둘째, 노동이 아닌 운동이 필요하다.

이 두 가지 조건이 충족되어야만 만족할 만한 결과를 얻을 수 있게 된다.

그럼 이제 그 이유에 대해서 간략하게 살펴보도록 하자.

왜 적정 체중을 유지하여야 하나

이것에 대해 알아보기 전에 먼저 우리 몸에서의 혈액 순환은 어떻게 이루어지고 있는지에 대해 알아보도록 하자.

우리 몸에 있어 혈액 순환의 출발지인 심장에서 나온 혈액은 대동맥과 세동맥, 모세혈관을 통해 그 혈액을 필요로 하는 장기나 조직에 도착하게 되고 거기에서 동맥혈로서의 모든 임무를 수행한 후 정맥혈로 변환되고 다시 모세혈관, 세정맥, 대정맥을 거쳐 심장으로 되돌아오게 된다.

이렇게 심장에서 나온 혈액이 다시 심장으로 되돌아가기까지 혈액은 혈관을 통하여 움직이게 된다. 우리 몸에 있는 혈관을 모두 한 줄로 이어 놓으면 그 길이가 약 9만 5천 킬로미터나 된다고 하니, 약 5리터 정도 되는 혈액이 계속 우리 몸속을 돌아다니고 있다는 말이 된다.

이와 같이 긴 혈관을 통해 우리 몸이 필요로 하는 혈액을 순환시키기 위해 우리의 심장은 대략 1분에 70회 정도, 숨이 끊어질 때까지 멈추지 않고 열심히 뛰어야 하는 것이다.

이렇게 1분에 70회 정도 뛴다는 건 하루에 10만 번 정도, 1년이면 3천6백만 번, 이렇게 125년을 산다면 45억 번을 뛴다는 말이 된다.

한 생명을 유지하기 위해 이렇게 심장이 쉴 새 없이 뛰어 주어야 하니 평상시에 조금만 건강 관리를 잘못해도 쉽게 이상이 오는 것이다.

어느 물리학자의 계산에 따르면 심장이 혈액을 9만5천

킬로미터나 되는 혈관 끝까지 골고루 보내 주기 위해 한 번 혈액을 뿜어낼 때마다 약 18만 파운드 정도의 압력으로 혈액을 분출한다고 한다.

그러나 우리의 심장은 이만한 힘으로 혈액을 뿜어낼 수가 없다.

그렇다면 이렇게 심장의 한계로 불가능할 수밖에 없음에도 불구하고 어떻게 그 긴 혈관을 통해 우리 몸 구석구석으로 혈액을 보낼 수 있는 것일까?

바로 우리의 몸에 혈액 순환을 도와주는 몇 가지 보완 기능이 있기 때문이다. 이로 인해 우리 몸은 심장의 부담을 덜어 주면서 우리 몸이 필요로 하는 혈액을 원활하게 공급할 수 있는 것이다.

그렇다면 그와 같은 보완 기능에는 어떤 것들이 있을까?
 * 하나는 우리가 숨을 쉴 때 생기는 복압의 변화나, 몸의 근육을 움직일 때 생기는 근육의 수축력 등이 혈관의 움직임을 도와줌으로써 혈액의 순환을 촉진시켜 주는 힘이 되는 것이다.(그래서 우리 몸은 운동을 필요로 하는 것이며, 또 복식 호흡이나 단전 호흡이 건강에 유익

하다는 말도 여기에서 찾아볼 수 있는 것이다.)

또 다른 하나는 자율신경으로, 이는 우리 몸의 상태를 파악함으로써 그 상황에 맞춰 각각의 조직에 보내는 혈액의 공급량을 조절해 주는 기능(혈액 재분배 기능)을 가지고 있기 때문에 심장의 부담을 줄여 줄 수 있는 것이다.

우리의 심장에서 나오는 혈액이 우리 몸 곳곳으로 분배될 때 장기의 중요성에 따라 각 장기로 보내지는 혈액량은 조금씩 차이가 있다.

이해를 돕기 위해서 이렇게 생각해 보자.

예를 들어 심장이 한 번 뛸 때마다 뿜어져 나오는 혈액 중에서 약 1/5 정도는 뇌의 조직으로 가게 되고, 1/5은 심장 자체에 필요한 혈액을 공급하게 되며, 1/5은 신장으로 가게 되고, 1/5은 위나 간과 같은 소화기 쪽으로 가게 되며, 그 나머지로 그 외의 모든 조직에 혈액을 공급하고 있다고 가정해 보자.

그런데 이렇게 조절되고 난 상황에서 우리 몸의 한 부분에 어떤 문제가 생기게 되면, 그곳의 혈액 필요량이 평상시와는 다르게 될 것이다.

이럴 때마다 심장에서 내보내는 혈액량을 증감시키게 된다면 심장은 더욱 더 혹사를 당하게 될 것이다.

그러나 실제로 이런 일은 일어날 수 없도록 되어 있다.

즉, 심장의 배출량에는 아무 변화가 없고, 단지 문제가 발생한 조직 쪽으로 보내지는 혈액량만 증감시킴으로써 현 문제를 해결할 수 있도록 자율신경이 혈액을 재분배해 주고 있는 것이다.

식사 후에 쉽게 느끼곤 하는 식곤증이 이런 혈액 재분배 과정을 잘 설명해 주는 예가 될 것이다.

식사를 하고 난 후 조금 시간이 지나면 몸이 나른해지며 졸음이 쏟아지는 등 식곤증이 나타나게 되는데 그 이유는 무엇일까?

한 마디로 자율신경 때문이다. 이는 우리가 먹은 음식물을 잘 소화시키기 위해 심장에서 나오는 혈액을 재분배하여 위장으로의 공급 혈액량을 늘리기 때문에 다른 곳으로 가야 할 혈액량이 줄어들게 된다. 이는 우리의 뇌에서 민감하게 반응한다. 그 때문에 식사 후 머리가 무거워지거나 졸리게 되는 등과 같은 반응이 나타나는 것이다.

그런 후 소화가 끝이 나면 이렇게 몰려든 혈액 중 약

20% 정도만 위장에 남아 있고 나머지는 다른 조직으로 다시 이동하게 된다.

이와 같이 자율신경이 혈액을 재분배해 주기 때문에 웬만한 문제는 심장에 별 부담을 주지 않고 해결될 수 있다.

* 그 다음으로 심장의 부담을 줄여 주는 것은 모세혈관이다. 여기에 있는 괄약근이 필요에 따라 모세혈관을 여닫음으로써 모세혈관을 통과하는 혈류량을 조절해 준다.

모세혈관이란 동맥의 가장 끝부분인 가장 가는 동맥과 정맥 사이를 이어주는 혈관인데, 그 직경이 0.001밀리미터 이하이므로 평상시에도 적혈구 하나가 겨우 지나갈 수 있는 아주 가는 혈관이다.

그런데 이 모세혈관 곳곳에는 모세관의 통로를 여닫을 수 있는 괄약근이 존재하고 있다.

이 괄약근이 있기 때문에 모세혈관은 혈액이 필요할 때 괄약근을 열어 피가 통하게 하고, 또 그럴 필요가 없을 때에는 모세관을 닫아 피를 통하지 않게 하는 등의 방법으로 혈류량을 조절하고 있는 것이다.

이런 이유 때문에 온몸을 균형적으로 사용하기 위한 규칙적인 운동을 하지 않게 되면 자주 사용하지 않는 근육이나 조직 쪽의 모세혈관이 닫히게 되고, 그 결과 혈액 공급이 원활하지 않은 쪽의 조직이나 근육이 위축되게 된다.

이것이 우리에게 운동이 필요한 또 다른 이유가 될 것이다.

또한 우리가 의자에 오래 앉아 있거나 같은 자세로 오랫동안 서 있게 되면 다리쪽 모세혈관이 닫혀 발목이 붓거나 다리가 무거워지는 증상을 느끼게 된다.

이렇게 우리의 몸 조직은 오랫동안 사용하지 않는 기관이 있을 때 필요 없는 부분으로 인식하기 때문에 곧바로 해당 기관의 모세혈관을 닫아 버리게 된다.

이것은 필요 없는 낭비를 줄여 심장의 부담을 덜어 주자는 우리 몸의 의지인 것이다.

이와 같은 보완 기능 덕분에 심장은 우리의 수명이 다할 때까지 별 탈 없이 우리 몸이 요청하는 임무를 수행해 낼 수 있다.

그러나 아무리 이렇게 완벽한 보완 장치가 있다 하더라도 기본적으로 우리의 심장은 가혹한 근로조건 속에서 불철주야로 혹사당하고 있는 형편이다.

그럼에도 불구하고 그 이상으로 부담을 가중시키는 행위를 지속적으로 한다든지, 심장의 노고를 줄여 주는 보완 기능이 올바르게 작용하지 못하도록 방해한다면 어떤 결과가 초래될까?

심장에 혈액 공급이 제대로 이루어지지 않아 가슴에 통증이 생기거나 호흡이 곤란해지는 협심증, 심장이 그 뛰는 리듬을 잃어버리고 멋대로 움직이는 부정맥, 심장의 움직임이 전체적으로 약해 일어나는 울혈성 심부전증 등 수많은 심장 질환으로 자신을 혹사시킨 주인에게 복수하게 될 것이다. 그 증상이 심해지면 그 주인과 함께 모든 것을 끝내 버릴 수도 있을 것이다.(이것이 바로 심장 마비로 인한 돌연사이다.)

소설 속에서나 일어날 수 있는 허황된 이야기가 아니다. 실제로 우리 주변에서 일어나고 있는 아주 흔한 일들인 것이다.

사실 우리의 심장은 낮과 밤의 구별 없이 비가 오나 눈이 오나 언제나 움직여야 하는 장기가 아닌가.

우리는 피곤할 때 만사 제쳐두고 잠이라도 잘 수 있지만, 심장은 낮잠 한 번 자지 못한 채 하루에 10만 번 이상을 매일 반복해서 뛰어야 하지 않는가!

우리가 심장에게 할 수 있는 가장 좋은 방법 중 하나는 바로 정상 체중을 유지하는 것이다.

즉, (자기 신장−100)×0.9로 셈하여 나온 체중에 상하 5%의 여유를 둔 범위 내에 드는 체중을 유지하도록 한다.

그럼 왜 정상 체중을 유지하여야 하는지, 그 이유에 대해 하나하나 밝혀보기로 하자.

사람의 장기는 신체가 커나가면서 거기에 맞추어 성장기가 끝날 때까지 자라나게 된다. 사람의 경우 25세까지 성장하므로 이 이후에는 더 이상 장기의 크기가 커지지 않는다.

따라서 그때까지 정상 체중을 유지하던 사람이 사회생활을 하면서 조절을 하지 못하여 체중이 10킬로그램 정도 늘어났다면, 그 늘어난 무게만큼 심장을 포함한 우리 몸 전체에 부담으로 작용하게 된다.

10킬로그램만큼 체중이 늘어났다면 우리가 앉아 있거나 잠자거나 걸어 다니는 등 그 어떤 경우에도 10킬로그램의 배낭을 메고 다니는 것과 같은 이치가 된다.

이렇게 되면 심장은 체중이 늘어난 부분에 혈액을 공급

하기 위해 정상치보다 높은 압력으로 피를 내보내야 하고, 무릎이나 발목 관절도 움직일 때마다 더 많은 하중을 받게 되니, 이렇게 오랜 세월을 생활한다면 우리 몸이 온전할 리 없다는 건 자명한 일이다.

또 혈관은 높은 압력으로 공급되는 혈액을 받아들여야 하니까 점점 그 두께가 두꺼워지게 되고(동맥 경화), 오랜 기간 높은 압력을 받게 되므로 결국 혈관 벽이 견뎌 내지 못하고 터져 버릴 수도 있다(뇌출혈, 대동맥 파열 등).

이런 비극적인 일이 여기에 그친다면 그나마 다행일 것이다.

보통 성장기가 지나 체중이 늘게 되면 그건 근육이 늘어나서 체중이 증가하는 게 아니라 지방이 늘어나서 증가되는 것이다.

이때 지방이 늘어난다고 우리 몸에 좋을 건 하나도 없다. 같은 무게의 근육과 지방이더라도 그 조직이 살아가는 데 필요한 혈액 요구량이나 생성되는 노폐물 양은 지방이 훨씬 많기 때문이다.

한 마디로 말해 일생에 아무런 도움이 되지 않는다.

이상과 같은 이유 외에도 과체중이나 비만이 우리에게

끼치는 피해는 이루 다 말로 표현할 수 없을 것이다.

또 하나 우리가 주의해야 할 것으로 비만 아닌 비만이 있다.

남녀의 성별 구분 없이 자기는 술도 잘 마시지 않고 체중도 정상인데 병원에서 검사를 해보았더니 지방간이 생겨 있다든지 혈액 순환에 문제가 있다든지 하는 경우다.

이런 일은 운동이라고는 거의 하지 않는 사람들에게 흔히 일어나는 현상으로 어떤 면에서 볼 때 오히려 비만보다도 더 나쁜 현상일 수 있다.

오히려 비만인 사람은 이를 경원시하는 사회적 분위기 때문에 또는 자신의 건강을 위해 살을 뺄 수 있는 운동이라도 하자는 생각을 할 기회라도 갖게 되지만, 외관상 정상 체중을 가지고 있는 사람들은 그럴 기회조차 갖지 않는 경우가 대부분인 것이다.

비만이란 외관상 뚱뚱한 것만이 아니라 비록 정상 체중을 유지하고 있더라도 운동을 하지 않아 체지방이 많아진 상태 또한 다른 형태의 비만인 것이다.

우리 몸에 운동은 왜 필요한가?

일반적으로 우리는 운동이 우리의 건강을 증진시켜 준다는 사실에 대해서는 아무런 이의 없이 받아들이고 있다. 그러나 이 사실에 수긍한다고 하여 모두가 운동을 열심히 하고 있는 것은 아니다.

왜 그런 것일까?

아직도 대다수의 사람들은 운동을 그저 마음 편한 사람이 즐기는 취미 정도나, 건강을 특별히 돌보아야 하는 사람들, 혹은 건강에 관심 있는 사람들이 하는 것으로 인식하고 있다.

따라서 물론 운동을 하면 건강이 증진되겠지만 굳이 하지 않아도 손해 볼 것은 없는 정도로 생각하는 경향이 있다.

그러나 이런 생각은 잘못된 것이다.

앞에서 충분한 설명을 했으므로 더 이상 이렇게 생각하지는 않으리라 생각하지만, 운동을 하지 않으면 건강을 증진시키지 않는 것으로만 그치는 것이 아니라, 원래 자신이 지니고 있던 건강까지 유지하지 못하게 되는 것이다.

또 운동을 한다는 것은 없던 건강을 만들어 주는 것이

아니라 자기가 지니고 있을 수 있는 건강을 되찾게 해주는 것일 뿐이라고 생각해야 할 것이다.

그렇다! 운동이란 우리가 하고 싶으면 하고 하기 싫으면 하지 않아도 되는 것이 아니라, 우리의 건강을 유지하기 위해 반드시 하여야만 하는 것이다.

운동을 하지 않아 우리 몸의 근육을 골고루 발달시키지 않고 늘 사용하던 부분만 반복해서 사용하게 된다면(전업주부란 직업상의 활동이 대부분 그러하다) 평상시에 잘 사용하지 않는 근육이나 주변 관련 조직들에 혈액 공급이 제대로 되지 않아 조직이나 근육의 위축 현상이 일어나게 된다.

또 늘 사용하는 부분이 너무 혹사당해 조직의 퇴행이 빨리 나타나게 될 수도 있다. 때문에 우리는 우리 몸을 고루고루 사용해야만 한다. 그렇게 해야만 우리 몸의 순환이 원활하게 될 수 있다.

또 하나 운동이 우리에게 중요한 이유는 우리 몸을 지켜주는 방어력이 운동 여하에 따라 많은 영향을 받기 때문이다.

우리가 알고 있듯이 우리의 방어력을 구성하고 있는 면

역력, 회복력, 적응력, 예비력은 모두 운동을 통해 증진될 수 있다.

특히 예비력은 운동과 밀접한 관련이 있다.

우리의 몸이 건강한 생명을 유지하기 위해서는 모든 근육이 힘차게 움직일 수 있어야 한다. 심장을 움직이는 것도 근육이며, 혈액이 운반되는 혈관도 근육으로 이루어졌다. 위나 장을 움직이는 것도 역시 근육이다. 우리가 숨을 쉴 수 있는 것도 모두 내장을 이루고 있는 평활근의 활동 덕분이기 때문이다. 또 우리의 몸을 우리 마음대로 움직일 수 있는 것도 골격을 이루고 있는 근육이 있기 때문에 가능한 것이다.

이렇게 많은 역할을 담당하고 있는 근육을 평상시에 운동으로 단련시켜 놓으면 뜻밖의 상황을 만났을 때 상상하기 힘든 초월적인 힘을 내기도 한다.

그러나 평상시 운동을 하지 않아 근력이 약해져 있는 상태에서 갑자기 무리한 힘을 쓰려고 하면 우리 몸이 견뎌내지 못하게 될 것이다.

좋지 않은 예이긴 하지만 한적한 길을 가다 강도를 만났다고 하자.

평상시 운동을 통하여 심폐기능을 단련시켜 놓았다면 뛰어서 도망갈 수도 있을 것이다.

그러나 운동을 하지 않아 심폐기능이 약해져 있는 상태라면 몇 발자국 뛰기도 전에 숨이 차서 도망이고 뭐고 아무것도 할 수 없게 될 것이다.

운동의 필요성은 여기에만 있는 게 아니다.

우리가 근육을 오랜 기간 동안 사용하지 않게 되면 그 근육이 위축되어 크기 자체가 작아지게 된다.

그렇게 되면 근육이 줄어들어 생긴 빈자리를 지방이 차지하게 되는데, 이런 것이 반복되다 보면 우리 몸의 체지방이 늘어나게 된다.

이렇게 체지방이 늘어난 상태가 오랫동안 지속되다 보면 고혈압, 당뇨, 고지혈증 같은 성인병이 발병하게 되고 또 체지방 증가가 혈액 순환을 저해하여 우리 몸을 엉망인 상태로 몰고 가게 된다.

이렇게 모든 상황을 종합해 볼 때 운동이란 우리에게 선택 가능한 옵션 사항이 아니라 건강을 유지하기 위해 반드시 해야 하는 필수 사항인 것이다.

그렇다면 무슨 운동을 어떻게 하는 것이 좋은가?

보통 운동이라 하면 골프, 헬스, 에어로빅, 수영, 등산 등을 떠올릴 것이다.

물론 이런 종류의 운동이 나쁘다는 건 아니다.

그러나 레저를 위한 운동이 아닌 건강을 위한 운동이라면 다음의 몇 가지 규칙을 지키는 게 바람직할 것이다.

- 심폐기능을 강화시킬 수 있는 운동을 한다.
- 신체에 지나친 부담을 주지 않고 온몸을 고르게 사용할 수 있는 운동을 한다.
- 운동 후에는 반드시 스트레칭 등을 해서 근육을 풀어 주어야 한다.

이와 같은 조건을 지키면서 할 수 있는 운동이라면 그어떤 운동이라도 좋을 것이다.

그럼 이제 이 규칙들이 갖고 있는 의미 하나하나에 대해 간단히 살펴보도록 하자.

심폐기능을 강화시키려면 어떤 운동을 하여야 하나?

심폐기능을 강화시키기 위해서는 심장 박동수와 호흡

횟수를 증진시킬 수 있는 운동을 해야 한다.

이런 종류의 운동으로는 달리기나 빨리 걷기, 줄넘기, 팔벌려 뛰기 등 여러 가지가 있다.

그게 어떤 운동이든 상관없으며, 시간이 여의치 않다면 사무실 옆 계단이나 집안 거실에서 팔벌려 뛰기나 제자리 뜀뛰기와 같은 운동을 해도 상관없다.

다만 이때 조심해야 할 것은 과욕을 부리지 말아야 한다는 것이다. 어렵게 운동을 시작했다가도 도중에서 그만두어 버리는 사람들이 많이 있다. 대개의 경우 처음부터 무리한 운동 시간을 정해 놓고 힘들게 하다가 며칠 지나지 않아 몸살이 나거나 지쳐서 그만두는 경우에 해당된다. 건강을 위한 운동이라면 적어도 이렇게 해서는 안 된다. 어떤 운동이든 서서히 그 강도와 운동량을 늘려나가야 한다.

처음에는 조금 숨이 차는 정도에서 휴식을 취한 후 호흡이 정상으로 돌아오면 또 다시 숨이 찰 때까지 하는 것을 반복하면서 약간 땀이 촉촉하게 나면 그 정도에서 마무리하면 된다.

이렇게 며칠을 지속적으로 하다 보면 자기도 모르는 사

이에 자신의 운동 능력이 증가되는 것을 느낄 수 있다.

이렇게 해서 궁극적으로 자기 나이에 알맞은 심장 박동 수까지 이를 수 있으면 그것으로 충분한 것이다.

자기 나이에 알맞은 심장 박동수는 (220−자기 나이) ×0.75로 셈하여 그에 해당하는 박동수를 무리 없이 소화할 수 있으면 심폐기능에 문제가 없다고 봐도 될 것이다.

왜 신체에는 지나친 부담을 주지 않으면서 온몸을 고르게 사용할 수 있는 운동을 하여야 하나?

우리가 노동이 아닌 운동을 하는 이유는 몸의 모든 부분을 골고루 사용함으로써 쓰지 않아 퇴행되는 부분을 없애기 위해서이다.

언제나 이 점을 염두에 두고 운동을 하는 것이 좋다.

이렇게 하기 위한 좋은 방법 하나를 추천한다면 자기가 좋아하는 운동 한 가지만 계속해서 하는 것이 아니라 몇 가지 운동을 교대로 하는 것이다. 즉, 하루는 달리기를 하고 그 다음날에는 수영을 하는 식으로 하는 것도 좋은 방법이 될 수 있을 것이다.

사정상 이런 방법이 여의치 않다면 평일에는 심폐운동을

한 후 팔굽혀 펴기, 윗몸 일으키기, 쪼그려 앉아 일어서기 등을 몇 번씩만 반복해도 좋은 운동이 될 수 있을 것이다.

비싼 돈 들여가며 멀리 나가야만 좋은 운동이 아니다. 규칙적이고 계획성 있게 자기 몸을 단련해 나가는 게 좋은 운동인 것이다.

내가 아는 사람 중 하나는 심한 관절염을 앓고 있었는데, 등산이 좋다는 주변의 권유로 매일매일 높은 산을 오르내리다가 무릎 상태가 악화되어 인공 관절을 부착하게 된 경우도 있었다.

또 골프에 빠져 매일 같이 스윙 연습을 하다가 갈비뼈가 골절되었다거나 어깨나 옆구리에 근육통이 생겨 몇 날 며칠을 고생하게 되는 것도 모두 일부 근육만 계속해서 사용하는 데서 오는 근육 피로 현상, 즉 근육통의 일종인 것이다.

건강을 위한 운동은 이렇게 해서는 안 된다.

운동을 한 후에는 반드시 사용한 근육을 풀어 주어야 한다.

고급 레스토랑에서 만찬을 끝낸 후 후식을 먹는 것과 같이 운동을 하고 난 후에는 반드시 스트레칭 등을 하여 사용한 근육을 풀어 주어야 한다.

159

근육이 피로 상태에서 가능한 한 빨리 벗어나 항상 처음과 같은 상태를 유지시키도록 하기 위해서다.

우리의 근육은 한 가닥의 커다란 근육 섬유로 이루어져 있는 것이 아니라 아주 가는 수십만 가닥의 작은 근육 섬유들이 모여 하나의 근육을 이루고 있는 것이다.

또 근육 속에는 혈관이 많이 분포되어 있지 않기 때문에 같은 동작을 여러 번 반복하다 보면 쉽게 피곤해질 수 있다.

이렇게 근육이 피곤해지게 되면 근육 섬유가 수축되어 뭉쳐지게 된다.

이런 상태를 우리는 흔히 '근육에 알이 배었다'고 표현한다. 그러나 이것은 근육이 많이 피곤할 때 나타나는 현상이고, 이처럼 심하지는 않더라도 근육이 피곤해지면 어느 정도 뭉쳐지게 된다.

근육이 이러한 상태에 있게 되면 한번 수축된 뒤 쉽게 이완되지 않게 되므로, 근육의 이완을 위한 동작을 하게 되었을 때 근육에 쉽게 손상이 가게 된다.

이런 상태를 두고 우리는 담이 들었다거나 자고 낫더니 목을 돌릴 수 없다, 가슴이 결려 숨을 쉴 수가 없다고 표현하게 된다.

이런 고통을 피하기 위해서라도 우리는 늘 근육의 긴장을 풀어줄 수 있는 운동, 즉 스트레칭과 같은 운동을 꾸준히 하여야 한다.

또 스트레칭을 하면 혈액 순환에도 도움이 된다.

우리 몸의 혈액은 어떤 형태든 흘러가는 과정에 저항이 생기게 되면 그 흐름에 장애가 생기게 된다.

근육이 뭉치는 것도 이와 같은 장애의 일종인 것이다. 따라서 근육이 뭉치지 않도록 스트레칭을 해주는 행위는 동시에 혈액 순환을 촉진시키는 것이라 할 수 있다. 또 스트레칭은 우리 몸의 근육뿐만 아니라 정신적인 긴장감까지 풀어 주는 효과를 가지고 있다.

정말 일석이조를 넘어서 일석삼사조의 효과를 가진 행위라 할 수 있지 않은가!

스트레스를 잘 받아들일 수 있는 상태로 만들자

05

오늘날과 같이 복잡한 사회 속에서 살아가는 현대인들이 건강 관련 문제로 가장 자주 접하게 되는 단어라면 단연 '스트레스'일 것이다.

어쩌다 내 몸에 병이 생겨 병원에서 검진을 받을 때에도 가장 많이 듣게 되는 대답은 "스트레스 때문입니다"일 것이다.

그렇다면, 도대체 스트레스라는 것이 무엇이길래 수많은 질병의 공통된 원인으로서 거침없이 거론되고 있는 것일까?

스트레스란 것이 정말 한 질병의 원인이 될 수 있는 것일까?

아니면 이것저것 복잡하게 따지기 전에, 만인이 그렇다

고 쉽게 인정하고 있는 것이기에 그 모든 원인을 스트레스에 돌리는 건 아닐까?

여기에 대한 대답을 찾는 일은 매우 중요한 문제일 것이다.

우리가 어떤 문제를 해결하는 데 있어서 그 문제의 원인을 정확히 파악하는 것이 문제 해결의 첫걸음이기 때문이다.

만약 우리가 어떤 병으로 고통을 받고 있어서 그 병을 치료하고자 할 때 가장 먼저 해야 할 일은 그 병의 원인을 찾아내는 일일 것이다.

그렇게 해야만 그 근본적인 원인을 제거함으로써 질병을 치료할 수 있으며, 또 그 질병이 다시는 재발하지 않도록 무슨 대책을 세울 수도 있을 것이다.

그런데 우리는 지금까지 그 진위를 확실하게 알아보지도 않은 채 남들이 스트레스가 원인이라고 하니까 '그런가 보다' 하고 그냥 넘어가 버렸다.

그 결과 우리는 잘 낫지 않거나 복잡하고 골치 아픈 질환의 원인을 무조건 스트레스에 넘겨 버리고, 강 건너 불구경하듯 자신이 얻게 된 질환에 순응한 채 방치해 버렸던 것이다.

사실 이 경우는 아픈 사람 본인이나 그 아픈 사람을 치료해 주어야 할 사람 모두에게 책임이 있다.

명확하게 원인을 밝혀내게 되면 치유를 할 수 있는데도 불구하고 아예 시도도 하지 않은 채 그 실체도 모호한 스트레스에 모든 핑계를 돌려버리고 만다면, 이는 스스로의 생을 포기하는 것과 마찬가지인 행위라고 볼 수 있다.

자! 그럼 이제부터 스트레스가 정말 병을 초래할 수 있긴 한 건지 한번 살펴보기로 하자.

스트레스는 과연 병의 원인이 될 수 있는가?

우리는 사람으로 태어난 이상 살아가는 동안 어떤 형태로든 계속해서 스트레스를 받도록 되어 있다. 이것은 갓 태어난 어린아이부터 죽음을 앞둔 노인에게 이르기까지 누구에게나 예외 없이 적용되는 불변의 원칙인 것이다.

이 스트레스는 의학적 시각에서 보게 되면 날씨 변화와 같은 자연적 환경 변화, 온 국민을 공포의 도가니 속으로 몰아넣은 외환 위기 사태 같은 사회적 환경 변화, 직업이나 가족 관계 때문에 생각만 해도 짜증이 날 것 같은 사람을 어쩔 수 없이 만나야 하는 것과 같은 대인 관계상의 문제, 자기 자신의 내적 갈등이나 진로 문제와 같은 고민 사항 등 나를 포함하여 자신을 둘러싸고 있는 모든 것들이 다 스트레스의 요인이 되는 것이다.

이렇게 생각해 볼 때 이 세상 모든 사람들은 다 스트레스 속에서 스트레스와 함께 살아왔고 또 앞으로도 스트레스와 같이 살아야만 한다.

어쩌면 인류의 역사 자체가 스트레스의 연속이었기에 그 옛날 유명한 역사학자 토인비는 인류의 역사를 '도전과 응전'이라는 두 단어로 표현했을지도 모른다.

여기서 '도전'이라는 단어를 '스트레스의 유발'이라는 의미로 해석한다면 그 스트레스를 극복하는 과정이 응전이 될 것이며, 그런 스트레스를 잘 이겨낸 자만이 역사의 발전을 누릴 수 있었다는 말이 될 것이다.

만약 스트레스가 진정한 병의 원인이라고 가정해 보자. 인류의 역사는 질병의 역사가 되었을 것이다. 지금도 이 세상 모든 사람은 정신적 질환이든 육체적 질환이든 스트레스가 원인이 되는 그 어떤 질환에 걸려 고생하고 있을 것임에 틀림없다.

그러나 의학적 통계에 의하면 우리나라 인구 중 약 10% 정도만 이런 스트레스성 질환으로 고생하고 있다고 한다.

이 통계가 말해 주는 것은 무엇일까?

스트레스가 진정한 병의 원인은 아니라는 사실일 것이다.

그렇다.

스트레스는 절대 병의 직접적인 원인이 될 수 없다.

그것보다는 어떠한 것의 발전을 촉진시켜 주는 요인으로 작용하게 된다.

그렇다면 이와 같이 양면적 성격을 지닌 스트레스가 누구에게는 발전을 촉진시켜 주는 요인으로 작용하고 누구에게는 고통을 유발시키는 요인으로 작용하는 이유는 무엇일까?

그것은 그 사람의 상태가 스트레스를 발전적 요인으로 받아들일 수 있는 상태에 있는가 아니면 질병을 유발시키는 요인으로밖에 받아들일 수 없는 상태에 있는가의 차이라고 보면 될 것이다.

예를 들어 똑같이 직장 상사로부터 꾸중을 들었는데도 불구하고 어떤 사람은 그와 같은 꾸중을 다시는 듣지 않겠다고 각오를 다지는 계기로 삼는 반면, 어떤 사람은 그 소리를 듣는 순간부터 짜증이 나고 울화가 치밀어 올라 잠잠하던 위나 장에 탈이 생기는 이유는 스트레스를 받아들이는 상태가 사람마다 다르기 때문이다.

간혹 이런 차이를 그 사람의 성격 탓으로 돌리곤 하는데 이건 성격과는 아무 상관이 없는 것이다.

이런 반응이 사람의 성격 탓이라면 그와 비슷한 상황이 왔을 때 언제나 같은 반응을 나타내야 할 것이기 때문이다.

그러나 자세히 살펴보면 비록 그와 비슷한 상황이 반복된다 하더라도 그 사람의 상태, 즉 기분에 따라 그 반응이 늘 달라진다는 것을 알 수 있다.

그 이유는 우리 몸에서 스트레스에 반응하는 주체가 우리의 성격이 아니라 우리의 기분에 따라 좌우된다는 걸 말해 준다.

기분은 성격과는 그 성질이 전혀 다른 것이다.

여성의 경우 배란 시기나 생리 주기가 되면 자기 의사와는 달리 괜히 아무 일에나 화가 나고 보통 때 잘 넘어가던 일도 짜증스러워지며 매사가 귀찮게 느껴지는 등 스트레스에 굉장히 민감해지게 된다.

또 누구나 한두 번 경험해 보았듯이 기분이 좋을 때에는 어지간한 스트레스 정도는 웃어넘길 수 있는 반면, 기분이 나쁠 때에는 아주 조그마한 스트레스에도 민감해지고 쉽게 짜증을 내는 등 잘 참지 못하게 된다.

이러한 것은 성격 탓이 아니다. 기분의 변화 때문에 그렇게 반응하는 것이다.

그렇다면 사람의 기분은 무엇에 영향을 받아 그와 같이 변하게 되는 것일까?

생리 주기나 배란 주기가 되면 여성 호르몬 중 에스트로겐과 프로게스테론의 양에 변화가 생기게 되고 이 변화가 세로토닌과 같은 신경 전달 물질에 영향을 미쳐 사람의 기분을 우울하게 하거나 짜증스럽게 만들고, 또 스트레스도 잘 참지 못하게 한다.

사람의 기분은 내·외부적인 환경 변화 요인(스트레스)에 따라 사람의 감정을 조절해 주는 중추인 뇌의 변연계에서 어떤 반응을 하게 되고, 그 반응 결과가 신경 전달 물질에 변화를 일으켜 기분에도 변화가 나타나게 되는 것이다.

자율신경계가 안정된 상태를 유지하고 있다면 외부나 내부에서 오는 스트레스에 대해 안정된 반응을 나타낼 수 있다.

그러나 자율신경계가 불안정한 상태일 때 스트레스를 받게 되면 그 스트레스에 민감하게 반응함으로써 기분이나 신체에 이상을 초래하게 된다.

이상과 같은 점들을 종합해 볼 때 자율신경계의 정상 여부가 스트레스성 질환의 근본 원인이 되는 것이고, 스트레스는 자율신경의 이상이 있을 때 그를 촉진시킴으로써 스트레스성 질환을 악화시키는 요인이 되는 것이다.

이상과 같이 스트레스는 비록 신경성 질환을 유발하는 직접적인 원인은 아니지만 이를 악화시킬 수 있는 요인은 충분히 될 수 있는 것이다. 가랑비도 계속 맞게 되면 옷이 흠뻑 젖듯이 스트레스라는 자극도 계속 받게 되면 멀쩡하던 자율신경계에 언젠가는 이상이 오게 된다.

그렇다면 스트레스가 병으로 진행하는 과정을 효과적으로 차단하는 것이 우리의 건강을 지켜 나가는 데 있어 매우 중요하다는 것을 알 수 있을 것이다.

어떻게 하면 스트레스가 질병으로 진행하는 것을 막을 수 있나?

스트레스라는 자극에 일차적으로 반응하여 우리의 기분이나 감정을 조절해 주는 기관은 뇌에 있는 변연계이다.

이 변연계가 자극을 받아들이고 그 자극에 반응하는 과정을 쉽게 이해하기 위해 다음과 같은 가정을 해보자.

즉, 사람마다 그 크기가 다른 '변연계'라는 그릇을 가지고 있다. 거기에 스트레스라는 물이 차게 되는데, 스트레스가 한꺼번에 너무 많이 들어와 '변연계'라는 그릇을 미처 비울 시간도 없이 가득 차 버렸다. 그렇다면 그 다음에 들어오는 스트레스는 자극의 크기가 아무리 작다 하더라도 변연계라는 그릇을 넘치게 만들 것이다.

이렇게 자극이 너무 많아 변연계라는 그릇이 넘치게 되면 자율신경계의 정상적인 리듬이 깨어지게 되고, 그에 따라 우리 몸에는 자율신경 이상 증상이 생기게 된다.

스트레스에 의한 자율신경의 이상이 이런 식으로 진행되는 것이므로, 스트레스성 질환의 진행을 막기 위해서는 먼저 변연계를 가득 채운 스트레스를 비워 내야 할 것이다.

이는 곧 변연계에 휴식을 주는 것을 의미하는데, 가장 바람직한 방법은 하루에 한두 시간 정도는 골치 아픈 일을 잊어버리고 재미있게 몰두할 수 있는 취미 생활이나 운동을 하는 것이다.

건강을 생각한다면 땀 흘려가며 열심히 운동하는 게 훨씬 바람직한 방법이 될 것이다.

그것과 더불어 스트레스를 스트레스로 받아들이지 않는 상태로 우리 몸을 만들 수만 있다면 우리의 변연계와 자율신경계는 더 이상 자극받을 그 무엇이 없게 되므로 항상 평화를 누릴 수 있게 될 것이다.

만약 이에 성공하기만 한다면 우리는 인간이 가질 수 있는 최고의 건강 상태를 만들 수 있지 않을까?

이런 얘기를 꺼내면 대부분 "우리가 성인 군자도 아닌데 어떻게 그런 일을 해" 하는 식으로 포기해버리곤 한다.

그러나 우리가 이 문제를 극복하지 못한 채 살면 언젠가는 스트레스로 인해 자율신경에 이상이 생기게 될 것이다.

이렇게 자율신경에 이상이 생기게 되면 우리 몸을 지켜주는 면역력, 회복력, 적응력, 예비력과 같은 방어력도 무너져 버리므로 질병에 걸릴 수밖에 없게 된다.

그렇기 때문에 125년 이상을 살 수 있는 수명을 가지고 있으면서도 겨우 80년 정도밖에 살지 못하는 것이며, 그 80년이란 세월조차도 질병의 고통으로부터 자유로울 수 없게 되는 것이다. 그렇다면 어떻게 해야 스트레스로 인한 질병에서 벗어날 수 있을까?

나를 사랑하고, 내 이웃을 사랑하고, 내가 하는 일을 사랑하라!

이렇게 모든 것을 진정으로 사랑할 수 있다면 우리를 괴롭히는 스트레스는 더 이상 존재할 수 없게 될 것이다.

내가 하고 있는 일을 진정으로 사랑한다면 그 일을 하는 동안 생기게 되는 여러 가지 복잡한 일들도 모두 자신의 일을 완수해 나가기 위해 극복해야 할 도전으로 받아들일 수 있을 것이다.

이렇게 되면 스트레스가 될 수 있었던 복잡한 일들이 오히려 나의 의욕을 불태우는 신선한 촉매제로 작용하게 될 것이다.

그렇다면 우리가 살아가며 제일 많이 받게 되는 스트레스는 무엇일까? 바로 인간 관계에서 오는 스트레스일 것이다.

이것 또한 내가 만나게 되는 모든 사람을 사랑할 수만 있다면 설혹 그 사람이 나를 화나게 하거나 섭섭하게 대한다 하더라도 모두 용서가 되고 이해가 될 것이다.

그러나 아무리 노력해도 도저히 사랑할 수도 없고 이해가 되는 않은 사람이 있다면 그런 사람은 나의 건강을 위해서라도 멀리해야 할 것이다.

이렇게만 할 수 있다면 우리를 괴롭히는 스트레스란 이 세상에 더 이상 존재할 수 없게 될 것이다.

그 순간부터 우리 몸은 세상 그 어떤 질병으로부터라도 우리를 지켜 줄 것이며, 더 이상 건강에 대해 걱정할 필요도 없어질 것이다.

4장

지금 내 몸에 병이 있다면
먼저 이런 것부터 고쳐야 한다

지금 내 몸에 병이 있다면
먼저 이런것부터 고쳐야 한다

01

지금 내 몸에 병이 있다는 것은, 그 병이 암이든 고혈압이든 당뇨이든 혹은 위염이든 위궤양이든 간에, 모두 내 몸의 방어력이 무너진 결과로 나타난 현상이다. 이 사실만 염두에 둔다면 우리는 그 어떤 질병이라 해도 반드시 물리칠 수 있을 것이다.

바꾸어 말해 우리가 어떤 질병을 치료하는 데 있어 무너진 내 몸의 방어력을 복원시키지 못한다면 비록 외관상 그 질병이 나은 것처럼 보일지라도 오래 지속되지 못하고 재발하게 되리라는 것이다.

우리 주변에서 흔히 볼 수 있는 암 환자나 위염 환자의 경우를 예로 들어 보자.

위암 환자가 수술에 성공해서 암 조직을 완전히 제거했

음에도 불구하고 불과 몇 년이 지나지 않아 또 다른 부위에서 암이 발견되고 그때엔 손도 써 보지 못한 채 그만 생을 마감하고 말았다는 이야기를 우리는 주변에서 흔히 듣고 있다.

만약 자신이 이 이야기를 듣는 순간 '아! 거참, 무너진 방어력을 회복시켜야지. 그걸 안 했으니까 암이 재발한 거잖아' 하는 생각을 했다면 이 책을 과감하게 접어도 좋다.

그렇다!

위암에 걸렸다는 것은 평상시 위장 상태가 좋지 못했던 데다가, 스트레스 등으로 자율신경에 이상이 생겼고, 그 결과 그의 몸을 지켜줄 방어력이 제대로 작동하지 못했다는 걸 말해 준다.

그런데 이 환자는 위의 암세포만 제거하고 그의 무너진 방어력은 복원시키지 못했다. 즉, 수술과 상관없이 그의 방어력이 무너진 순간부터 생기기 시작한 암세포는 계속 자라나게 되었고, 이렇게 30회 이상 분열 성장함으로써 그의 몸에서 새로운 암이 계속해서 발견되었던 것이다.

만약 이 사람이 수술 후 자기의 무너진 방어력을 회복시키는 데 힘을 썼다면, 그 후에 나타난 암은 막을 수 있었을지도 모른다.

그러나 그 사람은 그 기회를 가지지 못했고, 그 결과 우후죽순처럼 자라난 암에 목숨을 빼앗겨 버린 것이다.

즉, 근본적인 문제는 방어력에 있었고, 그 방어력의 약화는 자율신경의 이상으로 초래된 것이었다.

또 위염 환자의 경우도 마찬가지다.

위염이란 위벽에 상처가 생겨 속이 쓰리고, 위의 연동운동이 제대로 이루어지지 않아 속이 더부룩하거나 구역질이 나며, 소화가 잘 되지 않아 계속 트림을 하는 등의 증상을 나타내는 질환이다.

위염은 우리가 흔히 체했다고 말하는 가벼운 소화 불량 증세부터 밥 먹기가 곤란하고 속이 불편해 잠조차 제대로 이루지 못하는 심한 증세까지 매우 다양한 임상적 증세를 나타내고 있다.

이러한 위염은 의학적으로 보통 12주 정도의 치료 기간을 가지면 치유가 되는데, 문제는 자주 재발한다는 데 있다.

왜 그럴까?

일반적으로 위의 점막 세포 같은 경우 1분에 50억 개라는 어마어마한 숫자의 새로운 세포가 계속해서 만들어지고 있다. 이렇게 해서 3일이 지나면 위의 점막 전체가 새로운 세포로 바뀌게 된다.

이렇게 보면 산술적으로 따져 봐도 위벽에 난 상처는 3일이면 깨끗이 나아야만 한다. 그럼에도 불구하고 계속해서 낫지 않는다는 건 그 사람의 생활 습관이나 음식의 섭취 방식이 좋지 않아 새롭게 생긴 점막에 계속해서 상처를 내고 있기 때문이라고 생각할 수 있다.

그렇다면 이 사람이 반복되는 위염에서 벗어나기 위해 취할 수 있는 조치는 무엇이겠는가?

위염뿐만 아니라 이와 같은 성격을 지니고 있어 자주 재발하거나 만성적인 질환에서 벗어날 수 있는 길을 다음에 열거해 보고자 한다.

1. 자기의 생활 습관을 바꾸는 데서 찾을 수 있다.

'변즉생 불변즉사(變卽生 不變卽死)'라는 말이 있다.

요즈음과 같이 기업의 경영 환경이 어려운 때 변화를 시도해야만 살아남을 수 있고 그렇지 않은 기업은 망하고 만다는 의미로 자주 인용되는 말이다.

또한 이 말은 질병에서 벗어나고자 하는 우리에게도 그대로 적용될 수 있는 금언이라 할 수 있다.

만일 자신이 오랫동안 앓고 있는 고질병이 있다면, 그리고 그 병을 한번 고쳐 보고자 한다면 먼저 자신의 생활 습관부터 바꾸어야 할 것이다. 지금까지의 생활 방식으로 살아온 결과 내 몸에 병이 생겼다면 그 생활 방식을 바꾸지 않는 한 그 질병으로부터도 벗어날 수 없다는 말이 된다.

좀더 자세히 말해 자신이 현재 갖고 있는 생활 방식이 자기의 자율신경계에 나쁜 영향을 끼쳐 정상적인 활동을 방해하였고, 그렇게 해서 자기 몸을 지켜 주는 방어력을 무너뜨린 것이므로 그런 방식을 고수한다는 것은 병이 낫기를 포기한다는 것과 같은 의미이다.

나에게 그런 병이 있다면 먼저 잠은 충분히 자는지, 식사는 제대로 하고 있는지, 운동은 열심히 하는지, 또 자신의 자율신경계가 자신의 몸을 제대로 조절해 주고 있는지 살펴보아야 할 것이다.

그렇게 해서 부족하거나 모자라는 부분이 있으면 그 부분을 보완함으로써 우리 몸을 유지시켜 주는 근본 기능을 정상적으로 유지할 수 있게 만들어 주어야 할 것이다.

국가의 산업 경제가 정상적인 발전을 해나가기 위해서
는 그 근본이 되는 도로나 항만 시설 또는 철도나 통신망
전력 산업 등과 같은 기반 산업이 잘 발달되어 있어야 하
듯이, 우리가 건강을 유지하기 위해서는 우리 몸의 모든
기능을 조절해 주는 자율신경계가 정상적인 작용을 할 수
있는 상태로 만들어 주어야 할 것이다.

2. 자신의 병과 친하게 지내면서 사랑하다 보면 그 병에 서 벗어날 길을 찾을 수 있다.

'자신을 괴롭히는 병과 친하게 지내면서 사랑해 주라'는
말은 그 병에 대해 늘 애정과 관심을 갖고 지켜보면서 관
련 지식을 충분히 얻도록 하고, 그 병과 자기 자신 사이에
놓여 있는 연결 고리를 찾아냄으로써 그것을 정리할 수 있
는 길을 찾아내자는 것이다.

어떻게 생각해 보면 내 몸에 병이 있다는 건 나에게 새
로운 삶을 주고자 하는 깊은 관심이 내포되어 있는 것이라
고도 볼 수 있다.

내가 살아가는 방식이나 내가 살아온 길이 너무 내 몸에
무리를 주었으므로 이젠 자신의 몸을 좀 돌보라는 신호로

병이 찾아온 것이라고 생각한다면, 내 몸을 찾아온 그 병이 그렇게 나쁜 것만은 아닐 수도 있다.

나에게 찾아온 질병 때문에 내 몸을 돌볼 수 있는 기회를 가질 수 있고, 그 기회로 말미암아 앞으로 남아 있는 내 인생을 건강하게 살 수만 있다면, 그 한 번의 고통은 자신을 사랑하는 하느님의 선물이라고 보아도 무방한 것이다.

지금까지 우리는 우리 몸을 질병으로부터 지켜 주는 방어력과 그 방어력을 극대화시켜 주는 자율신경계의 작용, 그 자율신경계를 정상적으로 유지시켜 줄 수 있는 여러 가지 실천 방안에 대하여 살펴보았다.

또 나에게 찾아 온 질병으로부터 벗어나기 위해 우리가 고쳐 나가야 하는 것들에 대해서도 살펴보았다.

물론 이런 것들이 말로만 쉽게 얘기할 수 있지만 지켜 나가기는 무척 어려운 일이다.

그러나 건강이란 자기 자신이 지켜 나가지 않으면 누가 대신 지켜 줄 수도 없는 것이고, 또 내가 아무리 사랑하는 사람이라 하더라도 그 사람 대신 내가 아파 줄 수도 없는 노릇이다.

따라서 비록 그것을 지켜 나가기가 쉽지 않고 귀찮은 일이라 하더라도 모든 것을 무릅쓰고 반드시 지켜 나가도록 힘써야 할 것이다.

처음에 습관을 들이기가 힘들어서 그렇지 몇 달만 계속해 나가면 익숙해져서 새로운 생활 습관으로 자리 잡을 것이다.

또 이렇게만 될 수 있다면 우리는 우리에게 주어진 삶을 아주 건강하게 살 수 있다.

02

약, 알고 먹으면 보약, 그냥 막 먹으면 독약.

몸이 아플 때 우리가 제일 먼저 찾게 되는게 약이다.

약(藥)이라는 한자어를 풀어보면 '艸(풀 초)'변에 '樂(즐거울 락)'이 결합되어 있는 걸 알 수 있다.

약이란 고통에 빠진 사람들에게 즐거움을 줄 수 있는 것이어야 한다는 뜻일 게다.

약이 지닌 본래의 뜻은 이러한데, 오늘날 우리들 주변에서 사용되고 있는 약은 과연 이와 같은 본연의 임무를 제대로 수행하고 있는지 다시 한 번 생각해 보아야 할 것이다.

약이 그 본연의 임무에 충실하려면 우리가 살아가는 평생에 걸쳐 건강에 도움을 줄 수 있고 또 삶의 질을 개선시킬 수 있는 방향으로 사용되어야 할 것이다.

그러나 지금 시중에서 구할 수 있는 약들은 우리가 앓고 있는 고통만 경감시킬 뿐, 오히려 병의 근원적인 문제점을 밝혀낼 수 있는 기회를 놓쳐 버리게 만든다.

예를 들어 어떤 사람이 자율신경의 이상으로 인해 두통과 소화불량 증세를 호소하고 있다고 하자. 이때 두통약과 소화제 등으로 당장 그 사람이 겪고 있는 고통만 없애 주고 만다면 어떻게 되겠는가?

앞으로도 이 사람은 계속해서 이 고통과 증상을 호소하게 될 테고, 그때마다 이런 식으로 문제를 해결해 나갈 게 뻔하다. 따라서 이런 증상을 초래하는 근본 원인인 자율신경 이상 증상을 치유해야 한다는 생각을 가질 기회마저 놓쳐 버리게 되는 것이다.

이런 상태가 오랫동안 지속되다 보면 그 사람의 면역력이 무너져 결국 암과 같은 질병이 생길 수도 있다. 이와 같은 불상사를 미연에 방지하기 위해서라도 우리는 약에 대한 올바른 지식을 가져야만 한다.

내가 먹는 약이 궁극적으로 내 몸에 어떻게 작용하는지, 또 지금 내가 겪고 있는 이 고통의 원인을 이 약이 근원적으로 해결해 줄 수 있는지, 그저 일시적으로 그와 같은 고통만 잊게 해주는 건 아닌지, 또 그 고통을 잊게 해주는 대가로 내 몸의 다른 부위에 나쁜 영향을 미치는 건 아닌지 등에 대해 자세히 알고 있어야 한다.

우리가 이런 사실에 대해 정확히 알게만 된다면 약에 대해 지니고 있던 막연한 기대감을 떨쳐 버릴 수 있을 것이다.

미국이나 유럽 사람들은 약을 구입할 때 항상 자기가 먹게 되는 약이 무슨 작용을 하는지 또 어떤 부작용이 있는지에 대해 물어보는 걸 볼 수 있는데, 이것은 아주 좋은 습관이다.

관련 전문가가 아닌 일반인이 약에 대한 지식을 접할 수 있는 기회를 가지기란 쉽지 않다. 따라서 그러한 기회를 통해서라도 약에 대한 올바른 정보를 습득해야 한다.

그러나 우리나라에서는 대개의 경우 약이나 병에 관해 약사나 의사에게 물어보는 경우도 드물고, 또 가르쳐 주어야 할 입장에 있는 사람들도 그런 일을 잘 하지 않는 게 오늘날의 현실이다.

이런 점은 자라나는 우리의 후세를 위해서라도 반드시

고쳐 나가야 할 점이라고 생각한다.

의사에게는 내 병에 대해 물어보고 약사에게는 내가 먹을 약에 대해 물어보는 모습을 우리의 후손들에게 보여주고 또 그것을 습관화시켜 줌으로써, 지금까지 우리 세대가 행해 왔던 잘못된 관행을 답습하지 않도록 해주어야 할 것이다.

사실 이제껏 우리가 가지고 있던 약에 대한 잘못된 믿음도 우리 세대가 이와 같이 된 원인 중 하나로 꼽을 수 있을 것이다.

아직도 대다수의 사람들은 자기 몸에 병이 생겼을 때 어떤 특정 약만 먹으면 무조건 나을 수 있다는 생각을 가지고 있다. 따라서 사람들은 자신의 병이 잘 낫지 않으면 아직 제대로 된 약을 먹지 못해 그런 것이라고 생각하며 이병원 저 병원, 이 약국 저 약국으로 제대로 된 약을 찾아다닌다.

우리의 기본적인 생각이 그렇게 굳어져 있기 때문에 한두 번 약을 먹어보고는 자기 증세가 빨리 낫지 않는다면 다시 다른 약을 찾아다니게 되는 것이다.

모두 우리가 약에 대해 잘 모르기 때문에 생긴 일들이다.

우리를 고통스럽게 하는 질병 중 세균에 의한 질병이나 어떤 필수 영양소가 모자라서 생기는 질병을 제외하고는 무조건 약만 먹는다고 나을 수 있는 병이란 없다.

우리를 찾아오는 대부분의 질병은 우리 몸을 너무 혹사시켰거나 잘못 관리했기 때문에 내 몸의 정상적인 방어 기능이 무너져서 생기게 되는 것들이다. 그런데 그 원인을 찾아 잘못된 점을 개선시킬 생각은 하지 않고 약만 먹는다고 나을 수는 없는 것이다.

그럼에도 불구하고 우리는 아직도 '어디가 아픈데 무엇을 먹어야 좋을까'라는 생각이 지배적이다.

지금까지 우리는 이런 생각을 가지고 모든 질병에 대처해 왔기 때문에 그 질병을 제대로 치유할 수가 없었고, 그 결과 우리에게 주어진 수명과 건강을 제대로 유지할 수 없었다.

자! 이젠 이렇게 생각을 바꾸어 보자.

나의 어떤 점을 고치면 내 병이 나을 수 있을까?

이러한 생각 하에 실제로 개선시켜 나가야 할 나의 생활 방식, 즉 수면이나 식사 문제, 운동이나 스트레스에 반응하는 내 몸의 상태 등을 파악해 나가도록 하자. 그래서 문제점이 있다면 고쳐 나가고 그래도 안 되는 부분이 있다면 약의 도움을 받도록 하자. 약이 문제를 해결해 나가기 위해 사용하는 것이라면 이때의 약은 보약이 될 것이며, 이러한 원칙을 무시하고 단지 지금 내게 나타난 고통만 해결하기 위해 사용하는 것이라면 그때의 약은 나를 망칠 수 있는 독약이 될 것이다.

간단한 소화제부터 정말 위급한 순간에 사용되는 전문적인 약에 이르기까지 모든 약은 다 양면의 칼날을 지니고 있다.

그 날카로운 칼날이 좋은 쪽으로 작용할지 나쁜 쪽으로 작용할지는 전적으로 쓰는 사람의 사용 방법에 달려 있다고 하겠다.

잘 낫지 않는 위장병,
무슨 약을 먹으면 나을까?

03

우리 몸에 있는 장기 중 제일 탈이 많이 나는 부위는 위나 장과 같은 소화기이다. 그중에서도 위, 십이지장의 염증이나 궤양과 같은 질환, 스트레스로 인한 소화기 기능장애 질환이 그 대부분을 차지하고 있다.

가볍게는 체하는 것부터 시작해서 위염, 위궤양, 십이지장염, 십이지장 궤양 그리고 위암, 식도암에 이르기까지실로 수많은 질병이 있으며, 또 그러한 질환을 다스릴 수있다는 약 또한 우리 주변에 수없이 널려 있다.

그러나 이렇게 많은 약들이 존재하고 있다는 것은 한마디로 위장 질환을 고쳐 줄 수 있는 특별한 약이 아직까지는 없다는 걸 의미하기도 한다.

즉, 위장병을 고쳐 주는 특별한 약이 만들어졌다면 그

약 이외의 다른 약들은 존재할 필요가 없기 때문이다. 우리 주변에 수백 개 이상의 위장약들이 버젓이 버티고 있다는 것은 그 어느 약도 위장 질환을 완벽하게 치료해 주지 못한다는 사실을 나타내고 있는 것이다.

그러나 이러한 질환으로 고생하고 있는 사람들은 아직 자기가 어떤 특별한 약을 찾지 못해서 낫지 않고 있는 것이라고 믿어 의심치 않고 있으며, 그래서 이 약 저 약을 찾아 이 병원 저 병원을 전전하고 있는 것이 오늘날의 현실이다.

이렇게 오랫동안 고생을 하다 결국은 지쳐서 될 대로 되라는 식으로 포기 아닌 포기를 하는 사람들도 많이 있다.

그렇다면 왜 그들은 그렇게 고생을 했으면서도 자기의 위장 질환을 극복하지 못하였을까?

바로 위장 질환이 일어나게 된 근본 원인에 대하여 제대로 알지 못하기 때문이다. 그래서 자신의 병에 대한 올바른 대처를 하지 못한 결과 그러한 일이 일어날 수밖에 없는 것이다.

어떤 문제든 간에 그 문제의 근본 원인을 알지 못하면 제대로 해결할 수 없다는 건 당연한 이치일 것이다.

이와 마찬가지로 자신이 오랫동안 위장 질환을 앓고 있거나 그 질환이 계속해서 재발되고 있다면, 왜 그러한 질환이 자신에게 생겼는지에 대해 알아야 할 것이다.

그런 다음 그러한 질환을 치유할 수 있는 방법으로는 어떤 것이 있는지에 대해서 아는 것이 제대로 된 순서일 것이다.

이제부터 이와 같은 위장 질환에서 벗어나기 위해 우리가 할 수 있는 일을 찾아보도록 하자.

우리의 위장은 병을 그렇게 자주 가지고서 살 수밖에 없는 것인지, 만약 그렇지 않다면 왜 이렇게 위장 질환이 자주 생기는 것인지 한번 알아보자.

또 우리가 무엇을 어떻게 해야 이렇게 우리 곁을 떠날 줄 모르는 위장병에서 벗어날 수 있는지, 또 우리 주변에 있는 수많은 위장병 치료약 중에서 우리의 위장 질환에 진정으로 도움이 되는 약으로는 어떠한 것들이 있는지 하나하나 살펴보기로 하자.

위염이란 어떤 질환인가?

우리가 흔히 체했다고 말하는 증상 중 속이 더부룩하고 답답하거나, 속이 불편하여 토할 것 같거나, 위장에 가스가 차 뭘 별로 먹지도 않았는데 배가 부른 것처럼 느껴지는 복부팽만감 등과 같은 증세는 모두 위장의 연동 운동이 제대로 이루어지지 않아 나타나는 증세이다.

또 속이 쓰리거나 쥐어짜듯이 아픈 것과 같은 증세는 위나 십이지장에 상처가 생겼을 때 흔히 나타나는 증세이다.

이와 같이 위의 연동 운동이 제대로 되지 않거나, 위벽에 상처가 생기거나, 이 두 가지 증상이 동시에 나타나는 질환을 우리는 위염이라고 한다.

이러한 위염 증상도 음주나 과식 등과 같이 일시적인 자극 때문에 생기게 되는 급성 위염과, 스트레스나 신경성 등으로 오랜 기간 반복하여 재발하는 만성 위염으로 구분할 수 있다.

위염은 왜 생기게 되나?

이는 두 가지 경우로 구분해서 이해할 수 있다.

즉, 위의 연동 운동에 이상이 생겨 위염이 생기는 과정과, 위산으로 인해 위벽에 상처가 생겨 위염이 생기는 과정이다. 이렇게 나누어 이해하면 기억하기가 훨씬 쉬울 것이다.

위벽은 왜 위산에 의해서 상처가 생기게 되나?

우리의 위에서 나오는 위산은 공업용 염산보다 더 강해 양철판도 쉽게 녹일 수 있는 강력한 힘을 가지고 있다. 이렇게 강력한 위산이 하루도 쉴 새 없이 우리의 위벽을 자극하고 있음에도 불구하고 건강한 상태에 있는 위는 이러한 자극을 언제든지 이겨 낼 수 있도록 만들어져 있다.

그렇기 때문에 우리 주변에는 위염 환자들보다 건강한 위를 가진 사람들이 더 많은 것이다.

우리 위장이 이렇게 강력한 위산을 이겨낼 수 있는 이유는 우리의 위가 특별한 방어 기능을 가지고 있기 때문이다.

위(Stomach)의 구조

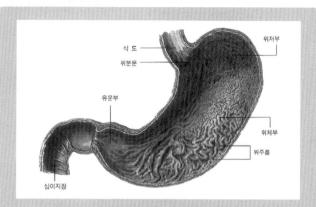

위분문(Cardia) : 위점막을 보호하는 점액 분비
위저부(Fundus) : 염산과 펩신을 분비하는 곳으로 펩신은 주세포에서,
          염산은 벽세포에서 분비됨
위체부(Body) : 위 몸통으로 소화작용
유문부(Pyloric portion) : 위액과 가스트린을 분비

- **위점막(Mucosa of Stomach)**

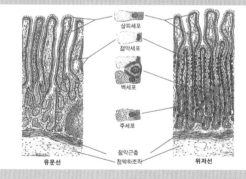

즉, 우리 위의 표면에는 뮤신이라는 끈적끈적한 점액이 분비되고 있어 위산이 직접 위벽에 닿지 않도록 하고 있으며, 혹시라도 이런 점액층을 뚫고 들어온 위산이 있을 때를 대비해서 위산을 중화시켜 주는 방어벽도 가지고 있다.

그렇기 때문에 건강한 사람의 위벽은 염산보다도 강한 위산을 꿋꿋하게 견뎌내면서 자기 본연의 임무를 완벽하게 수행할 수 있는 것이다.

거기에다가 우리의 위는 위산이나 자극성 음식에 의해 위벽이 손상되었다 하더라도 이를 신속하게 복구시켜 주는 완벽한 회복 능력도 가지고 있다.

즉, 우리의 위벽 세포는 1분에 약 50억 개 정도의 새로운 세포를 만들어 내고 있으므로, 이렇게 하여 3일이 지나게 되면 우리의 위벽은 완전히 새로운 세포로 바뀌게 된다.

그렇다면 위가 이렇게 강력한 방어력과 회복력을 지니고 있음에도 불구하고 왜 위벽에 상처가 생기고, 또 그렇게 생긴 상처가 잘 낫지도 않은 채 몇 달에서 몇 년씩 우리를 괴롭히는 것일까?

의학적 연구 결과에 의하면 스트레스나 피로로 인해 위장으로 공급되는 혈액량이 줄어들게 되면 위를 지켜 주는 방어력이 약해진다고 한다.

즉, 위벽 세포로 공급되는 혈액이 줄어들게 되면 위산으로부터 위벽을 일차적으로 방어해 주는 뮤신이란 점액의 분비량이 줄어들어 위산이 위벽을 쉽게 공격할 수 있게 되고, 또 점액층을 뚫고 들어온 위산을 중화시켜 주는 기능도 약해지게 되며, 상처가 난 위벽을 회복시켜 주기 위한 위벽 세포의 재생 능력도 떨어지게 된다.

이 때문에 위벽에 쉽게 상처가 생기는 것이고, 또 이런 상태가 지속되는 동안 위벽에 생긴 상처가 제대로 나을 수 없는 것이다.

위산 분비를 촉진시켜 위벽에 난 상처를 악화시킬 수 있는 공격 인자(술, 담배, 자극성 음식 등)가 위염에 미치는 영향보다는, 스트레스나 과로 등과 같이 우리의 방어력을 감퇴시키는 요인이 위염에 더욱 치명적이라는 것이다.

기분이 좋거나 몸의 컨디션이 좋을 때에는 방어력도 왕성해지기 때문에 다소 많은 양의 술을 먹거나 과식을 하더라도 그런 대로 위는 정상 상태를 유지할 수 있다.

그러나 몸이 피곤한 상태이거나 스트레스 등으로 인해 우리 몸이 긴장 상태에 있을 때에는 아주 적은 양의 식사도 제대로 소화시키지 못하고 쉽게 이상이 생길 수 있는 것이다.

이렇게 생각해 볼 때 우리 위에 상처가 생기는 것은 단순히 위산이 많이 생기거나 음식물에 의한 자극 때문이 아니라, 우리의 위를 지켜 주는 방어력이 무너졌기 때문이라고 보는 것이 올바른 판단일 것이다.

위의 연동 운동에 이상이 생기면 왜 쉽게 위염이 생기는 것일까?

위의 연동 운동이 원활하지 못하면 위장으로 들어간 음식물을 제대로 소화시킬 수 없으므로 식사 후 불쾌감이 생기거나 조금만 음식을 먹어도 포만감을 느끼게 되고, 트림이 나며, 식후 상복부에 통증이 생기거나 속 쓰림 증세가 생기게 된다.

이는 모두 위의 연동 운동이 원활하지 못해 위로 들어온 음식물들이 십이지장으로 제대로 내려가지 못하고 위 안에 오래 머무르기 때문에 일어나는 현상이다.

즉, 위에서 일단 일차적인 소화가 된 음식물들은 제 시간 안에 장으로 내려가 다음 단계의 소화와 흡수 과정을 거쳐야 하는데, 위의 연동 운동이 원활하지 못하면 위 안에 머무르는 시간이 그만큼 길어지게 되는 것이다.

이렇게 위 속에 음식물이 오랫동안 머무르게 되면 그만큼 위 속에 가스도 많이 생겨나고, 또 위산에 의해 위벽이 받는 자극도 많아져 쉽게 위벽이 상처를 입게 된다.

또 우리의 소화관에는 위와 식도가 만나는 곳과 위와 십이지장이 만나는 곳에 괄약근이 있어 음식물이 역류하는 것을 막고 있는데, 위장의 연동 운동이 원활하지 않으면 이 괄약근이 느슨해져 위에 있는 음식물이 식도로 역류하기도 하고(역류성 식도염), 십이지장으로 내려간 내용물이 위로 역류할 수도 있으며(이렇게 되면 위벽은 금방 상처를 입게 된다), 소화가 덜 된(위산이 중화되지 못한) 내용물이 십이지장으로 흘러 들어가 십이지장에 염증을 일으키기도 한다.

우리나라 사람들은 조금이라도 소화가 잘 안 된다고 느껴지면 체했다고 하면서 마치 음식물이 어딘가에 걸려 소화가 안 되는 것이라고 생각하고 막힌 소화관을 뚫어 주기 위해 소화제를 즐겨 먹고 있다.

분명 이것은 잘못된 일이다.

우리의 위나 장은 스스로 연동 운동을 하기 때문에 어떠한 음식물이 들어오더라도 무려 10미터가 넘는 소화관을 무사히 통과시켜 직장을 통해 몸 밖으로 내보낼 수 있다.

그렇기 때문에 아기가 잘못해서 구슬이나 금반지를 삼켜도 며칠이 지나면 대변과 함께 배설되고, 사람이 물구나무를 서서 음식을 먹어도 위와 장으로 내려가게 되는 것이다.

우리가 먹은 음식물이 어딘가에 걸려 소화가 안 된다는 것은 있을 수 없는 일이다. 다만 우리가 이와 같이 느끼는 것은 위장이 연동 운동을 활발하게 하지 못해 음식물이 위에 오래 머물게 되면 그 자극에 의해 위벽이 붓거나 상처가 생겨 마치 무엇이 걸려 있는 것처럼 느껴지기 때문이다.

따라서 이럴 때에는 소화제를 먹을 게 아니라 위장의 연동 운동을 촉진시켜 줄 수 있는 조치를 취해야 할 것이다. 소화제는 수술로 담낭이나 췌장을 제거하여 소화 효소를 분비할 수 없는 사람들이 먹어야 할 약이지 체했다고 먹는 약이 아닌 것이다.

여기서 우리는 무엇이 우리의 위장 연동 운동에 영향을 미쳐 이렇게 체하게 하거나 위염이나 그 밖의 소화기 질환을 유발시키는가에 주목해야 한다.

우리가 단순하게 과식이나 과음을 했고, 그 자극으로 인해 위장에 문제가 생겼다면 단순히 과음, 과식만 피하면 아무 문제가 없을 것이다.

문제는 과음이나 과식을 하지 않아도 위장의 연동 운동에 이상이 생기는 경우라 할 수 있다. 이런 일은 스트레스나 과로에 의한 신경성 위염 증세를 가지고 있는 사람에게 흔히 일어나는 현상이다.

그렇다면 왜 스트레스로 인해 소화관 운동에 이상이 생기게 되는 것일까?

그것은 소화관 운동을 조절해 주는 중추가 뇌의 감정을 조절해 주는 중추 옆에 있어서, 스트레스 등을 받게 되면 소화관 운동이 직접 영향을 받게 되기 때문이다.

누구든 맛있게 음식을 잘 먹고 있다가도 누군가가 기분을 상하게 하면 그 자리에서 위가 딱 멈추어 서 버리는 기분이 들면서 금방 체해 버린 경험을 한두 번 해보았을 것이다.

갑자기 기분이 상하게 되면 감정을 조정하는 중추가 극도로 흥분하게 되고, 거기에 따라 교감 신경을 자극하는 자율신경 전달 물질이 나와 소화관 운동을 즉각적으로 억제시키기 때문이다.

위나 장은 다른 장기와는 달리 자율신경계의 모든 신경 라인이 연결되어 있어, 어떤 자율신경계에 변화가 생겼다 해도 그 영향을 모두 받게 된다.(일반적으로 다른 장기에는 교감 신경계, 즉 아드레날린 신경, 도파민 신경, 세로토닌 신경 중 하나가 부교감 신경과 연결되어 장기의 활동을 조절하고 있다.)

우리의 위장이 이렇게 자율신경계와 밀접하게 연결되어 있기 때문에, 자율신경계의 작은 변화에도 위는 직접적인 영향을 받게 된다.

즉, 자율신경계에 이상이 생겨 자율신경이 예민해지면 아주 작은 감정상의 변화나 스트레스 등에도 교감 신경이 흥분하게 되고, 그 영향으로 위장 운동이 억제되거나 위장의 혈액 순환이 억제된다. 그 결과 위의 방어망이 무너져 위염이나 그 밖의 위장 질환이 발생하게 되는 것이다.

이렇게 생긴 위염이나 위장 질환은 자율신경이 정상적인 상태를 회복하기 전까지는 제대로 나을 수가 없는 것이다.

이것이 신경성 위염이 잘 낫지 않는 이유이다.

왜 위장약을 먹어도 위장 질환은 잘 낫지 않을까 ?

지금까지 우리가 위장 질환을 치료하기 위하여 사용해 온 약들은 모두 다음과 같은 효능을 지니고 있다고 할 수 있다.

- 위염이나 궤양 같은 경우 위산에 의해서 악화되므로 위에서 분비되는 위산을 중화시켜 주는 약 : 이와 같은 작용을 하는 약에는 겔포스, 미란타, 암포젤, 마록스, 탈시드, 알마겔, 제스겔 등이 있다.
- 위산의 생성 과정을 차단하여 위산 분비를 억제시키는 약: 타가메트, 에취투, 잔탁, 큐란, 가스터, 베스티딘, 록산, 액시드, 로섹, 리절트, 라메졸, 란스톤, 란시드, 오메드, 판토록 등의 약이 여기에 속한다.

- 위와 장을 연결하고 있으면서 위장의 움직임을 조절하는 자율신
  경에 작용하여 위장의 연동 운동을 조절해 주는 약: 가나톤, 도프
  리움 돔필, 모비드, 베부틴, 벤트릴, 산페리돈, 스파부틴, 시사프
  러스, 시사프렌, 아크라톤, 트리마, 포리부틴, 카로베린, 디세틸,
  스파몬, 알기론, 치아톤, 타론, 펙산, 티로파 등의 약이 있다.

이상이 위염이나 위궤양, 십이지장염, 역류성 식도염 등
을 치료할 때 흔히 사용되고 있는 약들이다.

우리가 이미 살펴보았듯이 이런 약들은 모두 위장 관련
질환의 근본적인 원인을 치유해 주는 약이 아니라, 이런 질
환을 악화시킬 수 있는 요인만 제거해 주는 역할을 한다.
그렇기 때문에 위장 질환이 있을 때 약에만 의존하게 되
면 절대 그 질환을 이겨 낼 수 없게 된다.

그렇다면 어떻게 해야 위장 질환을 이겨 낼 수 있을까?

자신이 계속하여 반복되는 만성적인 위장 질환으로 고
생하고 있다면 먼저 자신의 자율신경계가 정상적인 상태
를 유지하고 있는지 확인해 보아야 한다.

반복되는 위장 질환으로 고생하고 있는 사람들을 보면

거의 대부분이 자율신경 이상 증세를 가지고 있는 경우가 많다.

이런 사람들의 경우 위장 질환을 치료하기보다는 먼저 자신의 자율신경이 정상적인 상태를 유지할 수 있도록 해 주어야 할 것이다.

그렇지 않으면 일시적으로 위장 질환이 호전될 수는 있어도 반드시 재발하게 될 것이며, 이제까지의 통계 수치로 볼 때 이런 사람들 가운데서 소화기 계통의 암이 쉽게 발생한다.

자율신경계에 이상이 생기게 되면 소화기에만 장애가 생기는 게 아니라 면역계에도 이상이 생기므로, 날마다 생겨나는 암세포가 상처가 난 위나 식도에 쉽게 증식할 수 있기 때문이다.

이런 이유에서 우리나라의 경우 위, 식도암의 발병률이 매우 높게 나타나는 것이다.

위장 질환뿐만 아니라 다른 어떤 질환을 앓더라도 환자들은 이 질환이 나의 면역력이나 내 몸의 방어체계가 무너진 결과 나타난 것이고, 이런 상태가 오래 지속되면 암과 같은 질환이 나타날 수도 있다는 사실을 염두에 두어야 할 것이다.

이런 생각이 각자의 마음 속에 자리 잡게 된다면 이제 그 사람의 건강에는 푸른 신호등이 켜지게 될 것이다. 현대 의학이 아무리 발전한다 한들, 개인의 방어력이 지켜주어야 할 부분을 약이나 의술로 대신할 수는 없다.

이러한 질환의 대표적인 예가 암과 같은 것이다. 암이라는 것은 일단 생기고 나면 현대 의학으로 완치시키기가 다소 어렵다고 할 수 있다.

현재 암에 관한 치료법 자체가 암이 생성하게 된 원인, 즉 우리의 무너진 방어력을 회복시켜 주는 치료법이 아니라 단순히 암세포를 죽이기만 하는 치료 방법을 쓰고 있기 때문이다.

아무리 암세포라 해도 이는 우리 몸의 조직 세포와 똑같은 생활 방식을 가지고 있다. 따라서 암세포를 죽이게 되면 결국 우리 몸의 조직 세포도 같이 죽게 된다.

우리가 항암 치료를 받는 것도 마찬가지다. 조직 중 세포 분열이 왕성한 조직부터 암세포와 함께 죽어 나가기 때문에 머리카락이 빠진다든지 하는 부작용이 나타나게 되는 것이다.

이론적으로만 보면 어떤 암세포라도 항암제를 사용하면 다 죽일 수 있다. 그러나 그 암세포들이 다 죽기도 전에 자기 몸에 있는 조직 세포들이 먼저 죽으므로 그렇게 할 수는 없는 것이다.

결국 암을 이기기 위해서는 항암제나 수술 같은 방법보다는 먼저 암 환자의 면역력을 회복시키는 게 제대로 된 순서일 것이다.

이렇게 생각할 때 암이 나타난 후 무너진 방어력을 복원시키기 위해 애쓰는 것보다, 암이 나타나기 전에 나의 방어력이 무너졌다는 징후가 있을 때, 그 무너진 방어력을 회복시키는 게 현명한 방법이 될 것이다.

위장 질환 자체는 절대 우리 생명을 위협하는 질환이 될 수 없다. 그러나 위장 질환이 나타났다는 것은 내 몸에 있는 방어력이 무너졌다는 사실을 통보해 주는 신호라 할 수 있다.

이 신호를 통해 나와 내 주변 사람들에게 끔찍한 불행을 초래할 수 있는 질환이 시작될 수도 있다는 자각을 할 수만 있다면, 위장 질환 그 자체는 아주 고마운 병이 될 수도 있다.

그러나 이런 질환이 우리에게 찾아와도 '복잡한 세상인데 스트레스 안 받고 살 수가 있나' 라는 식으로 자기 합리화를 하고 그냥 지나가 버린다면 지금 당장 위장 질환으로 겪는 고통은 나중에 찾아오는 고통에 비하면 아무것도 아닌 것이 될 것이다.

작은 징조를 보고 다가올 재앙을 피할 수 있는 지혜를 가져보자.

과민성 대장 증후군,
어떤 약으로 나을 수 있나?

04

우리나라처럼 과도한 경쟁 사회에서 생활하는 사람들을 괴롭히고 있는 질환 가운데 빼놓을 수 없는 것 하나가 과민성 대장 증후군일 것이다.

바쁜 출근 시간에 복통이나 설사 때문에 매일 두세 번씩 화장실을 찾아가야만 하는 직장인이 겪는 고통이나, 화장실에 한번 들어가면 언제 나올지 몰라 애태우는 변비 환자의 고통 등, 과민성 대장 증세로 고통 받고 있는 사람들은 해마다 증가하고 있는 실정이다.

이 질환의 특성이라면, 한번 그러한 증상이 나타나기 시작하면 좀처럼 낫지 않고 계속해서 그 환자를 괴롭힘으로써 삶의 질을 현저히 떨어뜨린다는 데 있다.

그런데 이렇게 과민성 대장 증세로 고통 받는 사람들이 해마다 늘고 있는 이유는 무엇일까?

또 이렇게 과민성 대장 증후군 환자가 늘어나는 현상과 맞물려 이전에는 별로 없었던 대장암 및 직장암 환자가 늘고 있는 것에는 어떤 상관관계가 있는지 한번 살펴보기로 하자.

과민성 대장 증후군이란 도대체 어떤 질환인가?

과민성 대장 증후군이란, 소장과 대장의 연동 운동에 이상이 생기거나 장 기능에 변화가 생겨 설사나 변비와 같은 배변 이상, 간헐적으로 나타나는 복통이나 가스가 찬 것 같은 복부 팽만감이 나타나는 증상을 총칭하여 말하는 것이다.

과민성 대장 증후군의 증상은 매우 다양하여 환자의 30% 정도만 동일한 증상을 가지게 되고 나머지는 서로 다른 증세를 경험하게 되는데 대략 다음과 같은 증세가 반복해서 나타나게 된다.

- 한 주당 2회 이하의 배변 횟수

- 하루 3회를 초과하는 배변 횟수

- 단단하거나 덩어리진 대변

- 묽은 변 또는 설사

- 배변하는 데 많은 시간 소요

- 배변 후에도 남아 있는 잔변감

- 대변에 하얀색 점액이 배출됨

이상과 같은 위장관 증세 이외에도 만성적인 피로나 요로계의 이상(야뇨, 빈뇨, 잔뇨, 요의 급박감), 불안 공포와 같은 정신적인 증세를 호소하는 사람들도 있다.

그렇다면 이와 같은 과민성 대장 증후군은 왜 생기게 되는가?

우리 몸의 내장 활동은 모두 자율신경이 조절하고 있다. 그런데 스트레스를 많이 받거나 불규칙한 생활 습관 등으로 인해 자율신경에 이상이 생기면 그 자율신경의 조절을 받고 있는 내장의 연동 운동이나 갖가지 기능들이 비정상적으로 작용하게 된다.

과민성 대장 증후군의 발생기전

1) 내장 감각 또는 지각 이상(Visceral Sensitivity)

내장 과민성은 소화가 진행되는 동안 장관 내에서 발생하는 정상적인 생리적 자극에 대해 대장이 비정상적으로 민감하게 반응하는 상태를 말하는 것으로 과민성 대장 증후군 환자의 경우 이러한 자극을 걸러주는 뇌의 작용이 정상적으로 작동하지 않기 때문이다.

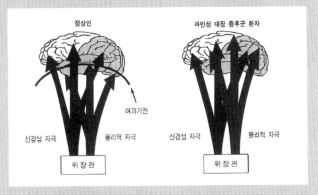

2) 위장관 운동의 변화

과민성 대장 증후군은 위장관 전체에 걸친 비정상적인 운동 양상과 비정상적 연동 운동이 중심적인 역할을 하는 것으로 알려져 있다. 대장의 집단 운동이 대장의 경련을 유발하여 결과적으로 복통, 설사 또는 변비를 일으킨다는 것이다.

주) 대장 집단 운동 : 하루에 한 번 내지 세 번 일어나는 거대수축(giant contraction)으로 변을 대장에서 직장으로 이동시킴.

지금까지 규칙적으로 잘 움직이고 있던 장의 연동 운동이 빨라지거나(이럴 때 설사가 나거나 복통이 생기게 됨), 이와 반대로 연동 운동이 느려져 장내에 있는 내용물의 이동 속도가 느려지게 되고 그로 인해 변비가 생기거나 장 안에 가스가 차 복부에 불쾌감이 생기게 되는 것이다.

이와 같은 현상이 일어나는 과정에 대해 좀더 자세히 살펴보기로 하자.

우리의 소화기계, 즉 위나 소장, 대장의 움직임을 지배하는 신경에는 크게 내장신경과 자율신경(교감 신경과 부교감 신경)이 있다.

내장신경은 식도에서 시작하여 대장에 이르기까지 위장관 전체에 걸쳐 분포되어 있으면서 국소적인 위나 장의 반사운동을 조절하고, 소마토스타틴과 같은 호르몬을 분비하여 위장관 내에서의 소화 작용을 조절하는 작용을 한다.

자율신경은 내장신경의 작용에 영향을 미쳐 소화 작용을 전반적으로 증가시키거나 억제시키면서, 위장관 전체의 연동 운동을 총괄적으로 조절하는 작용을 한다.

그런데 스트레스나 그 밖의 이유로 인해 자율신경에 이상이 생기게 되면 자율신경이 위나 장의 운동을 제대로 조절하지 못하게 될 뿐만 아니라, 아주 작은 자극에도 내장 활동이 민감하게 반응하는 과민성 대장 증세가 나타나게 된다.

즉, 과민성이란 내장 기관의 감각 신경이 예민해져 소화가 진행되는 동안 장관 내에 생기는 정상적인 생리적 자극에 대해서도 장이 비정상적으로 민감하게 반응할 뿐만 아니라, 위나 장의 활동을 조절해 주는 자율신경도 외부에서 오는 스트레스나 소화관 내에서 발생하는 자극에 지나치게 민감한 반응을 보여 위나 장의 연동 운동에 이상을 일으키는 상태를 말한다.

정상적인 사람의 경우 일상적으로 발생하는 여러 가지 자극을 뇌에 있는 여과기전에서 적당히 걸러내 주는 데 반해, 과민성 대장 증후군 환자의 경우 이런 여과기전이 제대로 작동하지 않으므로 아주 작은 자극에도 지나치게 반응하게 되는 것이다.

그래서 조금만 자극적인 음식을 먹어도 복통이 일어난다든지 설사를 하게 되고, 환경이 조금만 변해도 변비나 설사로 고통을 받게 되는 것이다.

과민성 대장 증후군 치료에 사용되는 약에는 어떤 것이 있나?

지금까지 우리가 과민성 대장 증후군을 치료하기 위하여 사용한 약들은 모두 과민성 대장 질환에 의해 나타나는 증상(복통, 설사, 변비)만을 경감시켜 주는 약들이다.

이러한 치료 방법을 대증 요법이라 표현하는데, 말 그대로 나타나는 증세만을 경감시켜 주는 방법이라 할 수 있다.

따라서 약에만 의존하여 이런 과민성 대장 질환을 치료하게 된다면 아무리 오랜 기간 약을 복용한다 하여도 그 근본 원인을 없앨 수는 없다. 약을 복용하던 걸 멈추면 다시 그 증세가 재발하게 되는 것이다.

이러한 대증 요법에 사용되는 약으로는 다음의 종류가 있다.

- 과도한 내장 평활근의 수축을 억제하여 복통을 경감시키는 약: 디세틸, 듀스파타린, 카로베린, 디페딘, 메녹틸, 메베린, 스파몬, 부스코판, 비스진, 스판톨, 알기론, 옥사페란, 치아톤, 옥티란,

코리스판, 타론, 티램, 티로파, 펙사딘, 프로파, 히스판 등

- 장내에 존재하는 정상 세균층을 보호하여 유해균의 발육을 억제하고, 장에 유익한 유산균을 공급함으로써 장 기능을 개선시키는 약: 락테올, 락토메드, 메디락, 바이스리, 벤투룩스, 비오플, 앤디락 등

- 도파민, 세로토닌 등을 조절해 위장관 운동을 촉진시키는 약: 프레팔시드, 가스모틴, 크레보릴, 스파부틴, 포리부틴 등

- 변비를 개선시키기 위해 사용되는 완하제: 둘코락스, 둘코펄, 비코그린, 테노락스, 콜론라이트, 듀파락, 실콘, 마그밀, 메이킨, 피코론, 무타실, 아락실, 솔린액, 솔린화이버, 콜크린액 등

그 밖에도 필요에 따라 신경 안정제나 항우울제 등이 과민성 대장 질환의 치료에 사용되고 있다.

여기서 명심해야 할 것은 이러한 약들이 모두 과민성 대장 질환의 근본 원인을 제거해 주는 것이 아니라, 그런 증상이 나타나는 현상만 막아 준다는 것이다.

그렇다면 과민성 대장 증후군은 어떻게 치유해야 하는가?

과민성 대장 증후군은 본질적으로 자율신경계의 과민으로 인해 생기는 병이라 할 수 있다. 따라서 이의 치료 방향도 자율신경의 과민성을 제거하는 데 그 주안점을 두어야 할 것이다. 그렇지 않고 나타나는 증세, 즉 변비나 설사, 복통 등과 같은 증세를 없애는 데 치중한다면 비록 그와 같은 증세는 일시적으로 경감시킬 수 있겠지만 근본적인 문제점이 해결되지 않으므로 재발하게 된다.

과민성 대장 증후군이나 신경성 위장관 질환을 앓았던 사람들이 몇 년 후 동일한 질환으로 고생하고 있는 것도 바로 이러한 이유에서다.

그렇다면 자율신경의 과민성은 어떻게 치유할 것인가?

우리가 앞에서 살펴본 바와 같이, 우리의 생활 습관을 개선하는 동시에 적절한 운동 등을 함으로써 우리의 자율신경이 안정될 수 있도록 하여야 할 것이다.

그러나 자율신경의 이상 상태가 심한 경우 이런 방법만으로는 자율신경을 정상적인 상태로 돌려놓기가 힘들다.

따라서 이러한 때에는 자율신경의 기능을 정상화시켜 줄 수 있는 약의 도움을 받아야 한다.

이렇게 약의 도움을 받으면서 우리가 이미 알고 있는 자율신경의 활동을 정상화시킬 수 있도록 노력한다면 어떠한 문제든 충분히 해결해 나갈 수 있을 것이다.

과민성 대장 증후군과 암은 어떤 연관 관계가 있는가?

언뜻 보기에 과민성 대장 증후군과 암은 아무런 연결고리도 가지고 있지 않은 것처럼 보인다. 그러나 상당수의 소화기 암 환자들을 살펴보면 암이 발견되기 몇 년 전부터 과민성 대장 증후군이나 신경성 위장 질환 등으로 고생했었다는 사실을 알 수 있다.

그럼 이것이 그냥 우연의 일치인지, 아니면 이들 질환과 암이 어떤 상관관계를 가지고 있는 것은 아닌지 한번 살펴보기로 하자. 이 문제의 해답을 찾는 것도 우리의 건강을 지켜 가는 데 매우 중요한 지침이 될 수 있을 것이다.

과민성 대장 질환이 암과 밀접한 상관관계에 있다는 사실을 알고 거기에 대한 대비를 하는 사람과 그렇지 못한 사람이 과민성 질환을 대하는 태도에는 상당한 차이가 있을 게 분명하기 때문이다.

주지하고 있는 바와 마찬가지로 과민성 대장 질환이라는 것은 자율신경의 이상에 의해서 발병하는 것이기 때문에 암의 발병과도 밀접한 상관관계가 있다고 할 수 있다.

즉, 과민성 대장 질환을 앓고 있다는 것은 나의 자율신경계가 정상적인 활동을 하지 못하고 있다는 걸 나타내며, 이런 상태가 계속되면 내 몸에서 생성되는 암세포를 막아 줄수 있는 면역력이 제 구실을 못하게 되리라는 건 뻔한 사실이다. 그 결과 과민성 대장 질환으로 인해 약해진 소화기의 한 구석에 암세포가 자리 잡아 자라나게 될 것이다.

따라서 현재 자신이 과민성 대장 질환을 앓고 있다면 곧 내 몸 속 보이지 않는 곳에 암세포가 자라날 수 있는 환경이 조성되어 있다는 사실로 받아들임으로써 무너진 방어력을 회복할 수 있는 기회로 삼아야 할 것이다.

건강은 지키고자 하는 사람에게만 주어지는 것이기 때문이다.

매일 같이 찾아오는 피로,
보약으로 다스려질까?

05

우리나라처럼 복잡하고 짜증나기 쉬운 세상을 살아가려면 힘들고 피곤한 일이 한두 가지가 아닐 것이다.

남들보다 단 한 점이라도 높은 점수를 받아야 부모가 만족하는 수험생, 다른 집 가장들보다 더 많은 돈을 벌어야 대접받는 이 땅의 아버지들, 내 아이가 남보다 공부를 잘하고 내 남편이 남보다 돈을 더 잘 벌어야 스트레스를 덜받는 이 땅의 어머니들까지. 이렇게 현대를 살아가는 모든 사람들이 스트레스와 피로에 묻혀 있는 게 오늘날 우리의 현실인 것이다.

이렇게 스트레스와 피로에 묻혀 살다 보면 밥을 봐도 식욕이 생기지 않고, 성욕이 없어 부부간에도 마치 면벽 수행을 하는 스님들마냥 지내게 되며, 매사에 의욕이 없어

일할 재미도 안 생기고, 무엇 하나 재미있는 게 없어 심하면 살고 싶은 의욕마저 사라지는 걸 느끼는 사람이 한두 명은 아닐 것이다.

보통 이 지경까지 이르게 되면 우리나라 사람 열 명 중 아홉은 용하다는 한의원을 찾아가 보약을 지어먹을 것이다. 과연 이럴 때 먹는 보약이 피로나 의욕 상실 등과 같은 증세를 호전시키는 데 도움이 될 수 있을까?

물론 보약을 먹어 효과를 본 사람도 있으리라 생각한다. 그러나 그게 보약 자체의 효과는 아닐 것이다. 심리적으로 이 약을 먹으면 나을 수 있으리라는 기대 효과, 보약을 먹을 때 따라 붙는 옵션(술 먹지 말 것, 땀 흘리지 말 것 등)과 같은 것들의 도움으로 누구나 일시적으로 증세가 호전될 수 있으리라 생각한다.

이런 기대 효과(플라시보 효과)는 상대방에 대한 신뢰가 높거나 보다 비싼 비용을 들일수록 더욱더 그 효과가 크게 나타나는 법이다.

그러나 이렇게 얻은 효과는 오래 지속될 수 없다. 기대 효과로 인해 일시적으로나마 몸 상태가 나은 것처럼 생각되지만 근본적인 문제가 해결된 것은 아니므로 또 다시 나타날 수밖에 없는 것이다.

이제부터 이런 피로와 관련된 증상에 왜 값비싼 보약이 필요 없는지, 정말 그렇다면 어떻게 해야 이와 같은 피로에서 벗어날 수 있는지 한번 살펴보기로 하자.

피로는 왜 생기게 되는 것인가?

우리가 느끼는 피로는 크게 두 가지로 분류될 수 있다.

하나는 육체적 활동(노동)을 많이 한 결과 우리 몸에 피로를 유발시키는 노폐물이 많이 쌓여 느끼게 되는 피로이고, 다른 하나는 육체적 활동과는 별 상관없이 과로나 스트레스에 의해 느끼게 되는 피로이다.

육체의 과도한 사용으로 인해 생기는 피로나 일시적으로 생기는 피로는 휴식을 취하기만 하면 아무런 문제없이 (설혹 문제가 생긴다고 해도 정형외과와 관련된 문제밖에 생기지 않는다) 해결될 수 있으므로 여기서는 논외로 하기로 한다.

정말로 문제가 되는 부분은 특별하게 육체적으로 무리

도 하지 않았는데 만성적으로 느끼게 되는 피로 현상이라 할 수 있다.

육체적 과로에 의한 피로인 경우 본인의 의사에 상관없이 휴식을 취할 수밖에 없다. 우리 몸이 그렇게 만들어져 있기 때문이다.

즉, 천리 행군을 하는 군인이나 육체적 활동을 많이 하는 사람들을 보면 걸으면서도 졸고, 길가에 앉아서도 자는 등 틈만 나면 휴식을 취하게 된다. 근육이 뭉쳐 조금도 움직이기 싫어지게 되고, 손끝 하나 까딱하기 싫어져 휴식을 취할 마음이 없어도 어쩔 수 없이 쉬게 된다.

이런 경우에는 푹 쉬고 나면 아무 문제가 없다. 그러나 스트레스에 의한 피로는 본인이 휴식을 취하고 싶어도 그럴 수 없다는 데 문제가 있다.

푹 자고 싶어도 잠이 잘 오지 않고, 또 자고 일어나도 피로가 풀리는 게 아니라 오히려 더 피로해지고 짜증만 쌓이는 게 문제인 것이다.

그렇다면 이런 현상은 왜 생기는 것일까?

피곤해서 잠을 청한 거니까 당연히 피로가 풀려야 함에도 불구하고 자고 일어나면 더 피로하다는 건 말이 안 되는 일이 아닌가.

결론부터 말하자면 이런 스트레스성 피로는 모두 자율신경계의 이상으로 인해 생기는 피로이기 때문에 이런 현상이 생기는 것이다.

우리는 앞에서 우리의 몸이 하루를 기준으로 활동기와 휴식기를 교대로 가지면서 살아가게끔 되어 있고, 이것을 조절해 주는 것이 자율신경이라는 사실에 대해 알아보았다.

그런데 이와 같은 신체 리듬이 깨져 정상적인 활동을 할 수 없게 되면(수면 부족, 과로, 적절하게 해소하지 못한 스트레스, 운동 부족 등) 자율신경계의 정상적인 리듬이 깨지게 되고, 이런 상태가 장시간 지속되면 자율신경계에 이상이 생기게 되는 것이다. 그 결과 나타나는 증상 중 하나가 바로 만성적인 피로 현상이다.

물론 우리 몸이 이 지경에까지 이르게 되면 피로 외에도 여러 가지 장애, 즉 만성적인 위염이나 과민성 대장 질환, 두통 등과 같은 무수한 잔병들이 피로와 함께 나타나게 된다.

이 부분에 대해서는 나중에 다시 살펴볼 것이므로 여기서는 우선 피로와 관련된 부분에 대해서만 살펴보도록 하자.

자율신경계의 리듬이 깨지면 낮에 해당하는 활동기 때 내 몸을 활발하게 움직일 수 있도록 해주는 교감 신경이 제 역할을 하지 못하게 되므로 의욕이 없어지고, 몸은 천근만근 무거워지며, 작은 스트레스도 참지 못하여 짜증만 나게 되고, 집중력이나 기억력이 저하되어 무엇이든 잘 잊어 먹게 되는 것이다.

교감 신경계가 비정상적으로 움직이면 휴식기를 담당하고 있는 부교감 신경계도 정상적인 활동을 할 수 없게 되므로 식욕도 없어지고, 무엇을 먹어도 소화가 제대로 되지 않고, 성욕이 제대로 생기지 않아 발기 부전이나 조루 현상과 같은 성적 기능에 이상이 생기기도 하는 것이다.

이런 일이 생기면 우리나라 사람들은 자연스레 자신의 정력에 큰 문제가 생긴 줄 알고 별의별 몬도가네식 음식이나 정력제, 보약 등을 찾기 시작하는데, 사실 이런 일들은 자율신경이 제 상태로 돌아오면 모두 다 정상적으로 회복될 수 있는 일이다.

그럼에도 불구하고, 이렇게 자신의 건강을 향한 지름길을 놔두고 사람들은 길이 아닌 길을 열심히 찾아 헤매고 있는 것이다.

우리가 성욕을 느끼거나 발기를 하게 되는 것은 뇌의 시상하부에 있는 도파민 신경의 영향을 받아 이루어진다.

따라서 우리가 과중한 스트레스를 받아 교감 신경이 지나치게 흥분하게 되거나, 어떤 이유로 인해 성 흥분 중추가 제 기능을 발휘하지 못하게 되면, 비정상적인 성적 흥분을 가지게 되거나 그러한 성적 흥분을 자제할 수 없게 되며, 가끔은 도무지 성적 흥분이 일어나지 않게 되기도 한다.

이런 현상이 나타나면 먼저 자기의 자율신경계에 이상이 있는지의 여부를 살펴보고, 만약 이상이 있으면 그것을 바로잡는 게 이런 문제를 해결하는 기본 원칙이 될 것이다.

이렇게 자율신경계의 여러 기능 가운데 하나인 성적 반응 과정에 이상이 생겨 성욕이 없어졌다고 가정해 보자. 이럴 때 일부 사람들이 행하는 물개나 뱀의 어떤 특정 부위를 먹는다는 게 심리적 효과 외에 무슨 다른 효과를 줄수 있겠는가.

혹 옛날 사람들이 이런 것을 먹고 효과를 보았다고 해

도, 그건 옛날 우리 조상들이 먹고 살기 힘든 상태에서 오랜만에 단백질을 섭취했기 때문에 그런 것이지 그 이상의 의미를 갖고 있지는 않을 것이다.

성적 수행 능력이나 성욕 같은 문제도 자율신경과 연결해서 생각해 보면 이렇게 피로와 밀접한 연관을 가지고 있는 것이다.

어떤 사람들은 "나는 무리해서 일하지도 않고 그렇다고 스트레스를 받는 것도 아닌데 도대체 왜 이렇게 피곤한지 모르겠다"고 말하기도 한다.

의학적 의미로 사용하는 스트레스란 개념은 단순히 정신적 긴장이나 불쾌감만을 이야기하는 게 아니다. 우리 몸의 현재 상태에 변화를 줄 수 있는 모든 요인을 통칭해서 스트레스라 일컫는 것이다.

따라서 무더운 여름 날씨에 견디어 내는 것도 우리 몸에는 스트레스이며, 추운 겨울날 추위를 견디며 살아가는 것도 스트레스이며, 아침 저녁으로 기온이 변화하는 것 또한 스트레스이다. 기분이 우울하거나 짜증이 나 몸이 상쾌하지 않게 느껴지는 것 또한 스트레스인 것이다.

그렇기 때문에 이런 스트레스 요인을 이겨내고 우리 몸

을 항상 일정한 상태로 만들어 주는 자율신경계가 제 기능을 발휘하지 못하게 되면 우리의 육체는 아주 작은 변화(스트레스)에도 정상적인 리듬을 잃고 쉽게 피로를 느끼게 된다.

어떻게 해야 이와 같은 피로에서 벗어날 수 있나?

피로란 자율신경계가 정상적인 리듬을 잃었을 때 생기는 것이므로 이러한 피로에서 벗어나기 위해서는 자율신경계를 정상적으로 되돌려 놔야 할 것이다.

이 방법은 이미 우리가 잘 알고 있는 것이다.

즉, 충분한 수면, 제대로 된 식사, 몸이 필요로 하는 정도의 규칙적인 운동, 적정한 체중 유지 등이 그 방법이라 하겠다.

이렇게만 해나간다면 우리의 몸은 어떠한 변화 요인 속에서도 굳건하게 정상 상태를 유지해 나갈 수 있을 것이다.

그러나 이렇게 하지 않는다면 아무리 좋은 보약이나 피로회복제를 먹어도 우리 몸이 병적 상태에서 벗어날 수 없을 것이다.

예컨대 며칠간 잠을 제대로 자지 못해 몹시 피로를 느끼고 있다고 하자. 이 상황에서 잠을 자는 것 외에 무슨 특효약이 있을 수 있겠는가!

또 식사를 제대로 하지 못해 저혈당 증세를 수반한 극심한 피로를 느끼고 있는 상태에서 보약이나 피로회복제 따위가 밥 대신 이와 같은 허기와 피로를 풀어 줄 수 있으리라 생각하는가!

운동 부족에 의해 전반적으로 몸이 쇠약해져 나타나는 만성적인 피로를 운동 이외의 어떤 방법으로 정상적인 상태에 이를 수 있겠는가?

만성적인 빈혈 증세로 인해 피로가 생긴다면 빈혈을 없애는 방법 외에 무슨 방법으로 해결할 수 있단 말인가.

이와 같이, 문제를 일으키는 직접적인 원인을 해결하는 것만이 문제를 해결하는 올바른 방법이 될 것이다.

자신이 늘 피로한 상태에 있다면 먼저 그와 같은 피로가 어떠한 이유에서 생기는 것인지를 확인해 보아야만 할 것이다.

이때 혼자서 자의적으로 판단하거나 주변 사람들의 이

야기만 듣고서 판단하지 않도록 주의하도록 한다. 전문가의 자문과 필요하다면 여러 가지 의학적 검사를 통해 자기에게 생긴 문제의 원인이 무엇인지 정확하게 확인해 보아야 할 것이다.

그렇게 해서 다른 특별한 원인이 있다면 그 원인을 해결하면 되고, 다른 특별한 원인 없이 나타나는 만성적 피로인 경우에는 자율신경을 정상화시킴으로써 지긋지긋한 만성적 피로에서 벗어날 수 있을 것이다.

누구나 가지고 있는 빈혈,
그냥 두면 어떻게 될까?

06

우리의 건강을 소리 없이 야금야금 갉아먹고 있는 질환 중 또 하나는 바로 빈혈이다.

이 빈혈이 무서운 이유는 대부분의 사람들이 빈혈에 의해 고통을 겪고 있으면서도 그게 빈혈에 의한 것인지 잘 모르고 있거나, 설혹 그것이 빈혈에 의한 증세인 것을 알고 있다 하더라도 별로 대수롭지 않게 생각하고 있다는 점이다.

이렇게 생각하게 되는 가장 큰 이유는 자기 주변에 있는 사람들이 거의 대부분이 빈혈 증세를 가지고 있기 때문이다. 너무 흔해서 그냥 그렇게 지내도 무방하다고 생각하게 되는 것이다.

그러나 이건 정말 잘못된 생각이다.

우리 몸을 망치는 대표적인 질환 가운데 하나가 바로 이 빈혈이라고 할 수 있다. 생리를 시작한 사춘기 소녀부터 폐경기를 앞에 둔 50대의 중년 여성들에 이르기까지 그들의 건강을 해치는 주범이 바로 이 빈혈인 것이다.

그럼 이제부터 빈혈이란 어떤 것이며 이것이 왜 여성들에게만 문제를 일으키는지, 또 빈혈을 방치하면 어떤 결과가 일어나는지에 대해 하나하나 살펴보기로 하자.

빈혈이란 무엇인가?

사람이 생명을 유지하기 위해서는 쉴 새 없이 숨을 쉬어야만 한다. 공기 중에 있는 산소를 받아들이고 내 몸 안에 생긴 탄산가스를 내보내기 위해서이다.

이렇게 호흡을 주관하는 장기가 바로 폐(허파)이며, 폐가 받아들인 산소를 우리 몸 구석구석에 보내 주는 역할을 적혈구에 있는 헤모글로빈이 담당하고 있다.

이때 헤모글로빈은 산소만 운반하는 것이 아니라 조직

내에서 생긴 노폐물인 이산화탄소를 폐로 운반함으로써 호흡을 통해 몸 밖으로 배출하는 역할도 담당하고 있다.

빈혈이란 이렇게 우리 생명에 필요한 산소와 우리 몸 안에서 생긴 노폐물인 이산화탄소의 운반을 담당하고 있는 헤모글로빈이 모자라서 생기는 현상을 일컫는다.

이렇게 헤모글로빈이 모자라게 되면 조직에서 필요로 하는 산소도 모자라게 되고, 또 필요 없는 노폐물인 이산화탄소도 쉽게 제거되지 않으므로 쉽게 피로해지고, 조금만 힘이 들어도 숨이 가빠지면서 심장이 두근거리게 되고, 손발이 차가워지고, 어지럽거나 두통이 자주 나타나게 되는 것이다.

빈혈은 왜 생기게 되나?

빈혈이란 철분 부족에 의하여만 생기는 병이 아니다. 비타민 B_{12}나 엽산의 결핍으로 인해 생기는 빈혈도 있다. 하지만 이는 좀 특별한 경우이기 때문에 제외하기로 하고 여기서는 철 결핍성 빈혈에 대해 살펴보기로 하자.

적혈구를 구성하고 있는 헤모글로빈의 주요 성분은 철분이다.

그런데 이 적혈구는 한번 만들어지면 평생 동안 활동하는 게 아니라 120일 정도 활동을 하다가 그 수명을 다하면 비장에서 파괴된다.

이렇게 파괴되는 적혈구의 수가 하루 평균 2억 개 정도이며, 파괴되는 수와 동일한 숫자의 적혈구가 골수에서 새롭게 만들어지게 된다. 이때 필요한 철분의 양이 약 25mg 정도라고 한다.

이 양은 파괴되는 적혈구에서 나오는 양과 동일하지만, 파괴된 적혈구에서 나오는 철분이 모두 다 우리 몸으로 다시 흡수되는 것은 아니다. 일부는 대·소변이나 땀을 통해 빠져나가게 되는데, 이렇게 빠져나가는 양이 하루 약 1mg 정도라고 한다.

우리가 하루에 세 끼 식사를 충실히 하게 되면 그 정도의 양은 충분히 보충할 수 있다. (식사를 통해 받아들이는 양이 약 10mg 정도이고 이 중에서 10% 정도가 우리 몸으로 흡수된다고 한다.)

그러므로 식사를 제대로 하는 남성의 경우 빈혈에 대해

걱정할 필요가 전혀 없다.

그러나 여성의 경우 식사를 제대로 하지 않는 경우가 남성들보다 많을 뿐만 아니라, 매달 월경을 통해서 소실되는 양이 많기 때문에 우리 몸에서 달리 보충할 방법이 없다.

따라서 월경을 하고 있는 가임기 여성들의 경우 철분이 들어 있는 영양제나 조혈제를 먹지 않은 한 모두 철분 결핍성 빈혈을 앓게 되게 마련이다. (간혹 빈혈 증상을 가지고 있음에도 불구하고 병원에서 검사를 하면 빈혈이 아니라는 판정이 나온다는 사람들이 있다. 이런 경우를 잠재성 빈혈이라 하는데, 임상 검사상으로는 빈혈의 정도에 미치지 못하지만, 철 결핍으로 인한 실제 빈혈 증상은 모두 나타나는 경우이다. 따라서 검사 결과가 빈혈이 아니라고 해서 그대로 방치하게 되면 빈혈 증상은 더욱 악화되게 된다.)

이런 현상은 선진국의 경우도 마찬가지이다. 실제로 미국에서 건강한 여성 수천 명을 대상으로 조사한 결과, 외견상으로는 건강한 여성이라 하더라도 특별히 철분을 보충하지 않고 지낸 경우, 대부분이 잠재성 빈혈이나 빈혈 증세를 나타내고 있다. 이에 따라 앞으로는 가임기 여성인 경우 반드시 철분을 공급하는 것을 원칙으로 하는 지침을 만들기 위해 준비하고 있다고 한다.

미국 사람의 경우 우리보다 철분을 섭취할 기회가 더 많음에도 불구하고 그러한데, 우리나라 여성이 어찌할 지는 굳이 설명할 필요가 없으리라 생각한다.

그다지 불편한 증세도 별로 없는 빈혈, 그냥 두면 어떻게 될까?

처음 빈혈 증상이 나타날 때는 앉아 있다가 일어서면 어지럽다든지 머리가 무겁거나 두통이 일어나고 속이 메스꺼워지는 등의 증상이 자주 나타나지만, 이렇게 몇 주가 지나가면 언제 빈혈이 있었는지도 모르게 그런 증상이 사라지게 된다.

빈혈 증상이 사라졌으니 그럼 빈혈이 없어진 것일까?

만약 그렇지 않다면 왜 그런 것일까?

빈혈 증세가 나타난다는 것은 우리 몸에 필요한 산소 공급이 제대로 이루어지지 않고 있다는 사실을 의미한다.

이렇게 우리 몸에 필요한 산소가 모자라게 되면 우리 몸에서는 이에 대응하기 위해 두 가지 형태의 보완 방법을 동원하게 된다.

첫 번째는 모자라는 산소 공급 능력에 맞추어 우리 몸의 기능을 줄임으로써 산소 요구량을 줄여 나가는 것이다.

즉, 힘차게 움직이고 있던 위나 장의 연동 운동을 줄여 약하게 만듦으로써 산소 요구량을 줄이는 것이다. 따라서 위와 장의 기능이 약해지게 되며, 그 결과 소화 불량이나 위염, 위궤양, 변비 등의 질환이 잘 생기게 된다.

이런 방식으로 우리 몸의 전체적인 기능을 모자라는 산소 공급량에 맞추어 줄여 나가면 외견상 나타나는 빈혈 증상은 사라지게 된다.

그러나 이런 상태가 지속되게 되면 우리 몸의 기능은 점점 더 약해질 것이고, 그로 인해 발생하는 건강상의 불이익은 고스란히 본인 몫으로 돌아오게 된다.

두 번째 보완 방법은 심장을 좀더 빨리 뛰게 만드는 것이다.

건강한 성인의 심장 박동수는 1분에 70~90회 정도이다. 그러나 빈혈 환자는 모자라는 산소 공급 능력을 보완하기 위해 평소보다 심장 박동수를 증가시켜 혈액을 좀더 자주 공급해 줌으로써 모자라는 헤모글로빈의 역할을 대체해 준다.

이 때문에 빈혈 환자의 경우 조금만 힘이 들어도 심장이 더 빨리 뛰고 숨이 가빠져 오는 것이다.

빈혈이 우리의 건강에 미치는 해악이 이 정도에서 그친다면 그나마 다행일 것이다. 그러나 불행하게도 빈혈이 초래하는 건강상의 유해 행위는 여기에서 끝나지 않는다.

빈혈의 원인은 철분의 결핍이라 할 수 있다. 그렇다면 그로 인해 다른 장애 또한 빈혈과 함께 나타날 가능성이 있다는 건 당연한 이치다.

철분은 우리 몸에서 적혈구 생성에만 관여하는 것이 아니다. 에너지의 대사 과정과 뇌신경의 활동에도 관여하고 있으며 우리 몸의 면역 기능에서도 중요한 역할을 담당하고 있다.

이에 대해 좀더 자세히 살펴보기로 하자.

● 철분은 우리 몸에서 사용되는 에너지(ATP)를 만들어 내는 공장

인 미토콘드리아에서 가장 중요한 역할을 담당하고 있는 효소 사이토크롬의 주성분이다.

빈혈이 있거나 혹 그렇지 않더라도 철 결핍에 의한 잠재성 빈혈이 있으면 우리 몸의 에너지 공장이 잘 움직이지 않게 되므로 늘 기운이 없게 되거나 피로감에 휩싸여 있게 된다.

- 철분은 신경 세포를 움직이기 위한 신경 전달 물질을 활성화시키는 효소 모노아민옥시다제(MAO)의 주성분이다.

때문에 철분이 모자라면 뇌신경을 활성화시켜 주는 효소가 모자라 정신적 활동이나 뇌의 기능이 저하될 수 있다.

그 결과 기억력이 감퇴되거나, 매사에 의욕이 떨어지게 되고, 집중력 감퇴뿐만 아니라 심한 경우에는 우울 증세도 나타나게 된다.

미국 펜실베니아 주립 대학의 존 비어드 교수의 연구결과에 따르면 사춘기 소녀에게 생기는 우울증의 주요 원인이 철분 결핍에 의한 것일 가능성이 있다고 한다.

비어드 박사는 철분이 부족할 경우 우울증뿐만 아니라 뇌세포의 활동력 감소로 학습 능력의 부족 및 지능 지수의 저하 현상도 나타난다고 경고하고 있다.

- 철분은 또 면역 활동을 담당하는 백혈구의 활동을 촉진시켜 주는 효소인 카탈라제와 퍼옥시다제의 주성분이다. 따라서 빈혈이 있거나 잠재성 빈혈이 있는 경우 철분 결핍에 의해 면역력을 촉진시켜 주는 효소가 모자라게 되어 면역력도 감퇴하게 된다.

  이로 인해 빈혈이 있는 경우 저항력이 떨어져 감기나 다른 감염성 질환에 잘 걸리게 되는 것이다.

이상에서 알아본 바와 같이 빈혈이나 철분 결핍으로 우리 몸이 입는 건강상의 유해는 이루 다 표현할 수 없을 만큼 많다.

빈혈은 어른에게만 나타나는가?

빈혈은 어른뿐만 아니라 생후 6개월에서 두 살 사이의 유아에게도 잘 나타난다. 선진국의 통계를 보아도 20%~40%의 유아가 빈혈 증세를 가지고 있다고 한다.

아기의 경우 섭취하는 영양분이 우유나 모유밖에 없기 때문에 특별히 철분을 보충하지 않으면 철분이 부족하게 되는 것이다.

당연한 일이지만 아기는 아파도 말로 표현을 하지 못한다. 따라서 단지 평소보다 조용하고 우유를 잘 먹지 않는다든지, 호흡이 가쁜 정도의 증세만 보일 수도 있다. 그러므로 아기가 빈혈인지 아닌지에 대해서는 부모의 세심한 주의가 정말 필요하다.

또 성장기의 유소년 역시 빈혈이 일어나기 쉬운 환경에 노출되기 쉽다. 성장기에 있는 경우 다른 때보다 철분 요구량이 많아지게 되므로, 특별히 철분 공급에 신경을 쓰지 않는 한 금방 빈혈 증세가 나타나게 되는 것이다. 이 또한 부모들의 세심한 주의가 필요한 부분이다.

그렇다면 빈혈, 어떻게 하여야 하나?

아무리 음식을 잘 먹는다 하여도 철분은 모자라게 되어 있으므로 가임기(생리를 시작하여 폐경이 되기까지)의 여성은 반드시 조혈영양제를 복용하여야 할 것이다.

5 장

혈압 약, 한 번 먹으면
정말 평생 먹어야 할까?

혈압 약, 한 번 먹으면
정말 평생 먹어야 할까?

01

비록 공식적인 통계는 아니지만 의학계의 통설에 의하면 성인 인구의 약 1/3 정도가 고혈압 증세를 가지고 있다고 한다.

일반인들의 경우 피곤해서 목 뒤가 뻣뻣해지거나 머리 뒤쪽이 당기는 것 같고 두통이 있으면 혹시 고혈압이 아닌가 하고 생각하게 된다.

그러나 이러한 증상들은 스트레스나 피로 때문에 목 뒤의 근육들이 경직되거나, 신경을 많이 써서 야기된 두통인 것이지 혈압이 올라가서 나타나는 증세는 아닌 것이다.

사람들은 보통 이러한 증세가 나타날 때 혈압을 측정해 봄으로써 자신의 혈압이 높다는 걸 알게 된다. 그래서인지 그러한 증세가 고혈압 증세인 것처럼 잘못 이해하고 있는 것 같다.

사실 여러 가지 스트레스가 쌓여서 자율신경이 불안정하게 되면 혈압도 오르고 두통도 생기게 되므로 보통 일반인들은 고혈압과 두통이 무슨 밀접한 연관 관계라도 있는 것처럼 생각하고 있다. 그러나 일반적으로 고혈압은 아주 심각한 상태가 될 때까지는 별다른 증세가 나타나지 않는 질환이다.

고혈압 환자의 상당수가 자신이 고혈압이라는 사실을 모른 채 무심코 지내다가, 세월이 흘러 고혈압 합병증으로 인한 뇌졸증이나 심장 질환이 발견된 이후에야 비로소 자신이 고혈압이었다는 사실을 알게 되곤 한다.

이런 점이 바로 고혈압의 무서운 점이라 할 수 있으며, 또 우리가 반드시 고혈압을 조절해야 하는 이유도 여기에 있다고 할 수 있다.

즉, 혈액이 높은 압력으로 쉴 틈 없이 혈관이나 장기를 자극하다 보면 시달리다 못해 결국엔 장기 구조나 기능에 변화(심부전증, 협심증, 좌심실 비대, 신부전증)가 올 수 있다.

또 그런 압력을 견디어 내기 위해 혈관은 점점 두꺼워지게 되고(동맥 경화), 너무 두꺼워지게 된 혈관은 탄력을 잃어 어느 날 갑자기 터져 버리거나 막혀 버리게 되는 것이다.

이런 위험을 방지하기 위해 혈압을 관리해야 하는 것이다. 그 관리의 일환으로 우리는 혈압 약을 먹게 되는데, 혈압 약이 고혈압을 근원적으로 치유해 줄 수 있는 것인지, 만약 그렇지 않다면 왜 그런지에 대해 알아볼 필요가 있다.

또 우리에게 상식처럼 알려져 있는 "혈압 약은 먹기 시작하면 평생을 먹어야 한다"는 말이 과연 맞는 것인지, 그렇다면 그렇게 별 효과도 없는 혈압 약을 왜 먹어야만 하는지, 또 혈압 약에 의존하지 않고 혈압을 정상적으로 관리할 수 있는 방법은 없는지에 대해서도 한번 알아볼 필요가 있다.

이제부터 이와 관련된 사항을 하나하나 살펴보기로 하자.

혈압은 왜 올라가게 되는 것일까?

혈압이란 우리 몸 전체에 혈액을 공급하기 위하여 심장이 혈액을 뿜어내는 압력을 말한다.

만약 혈액 순환이 원활하게 된다면 정상적인 압력으로도 우리 몸에서 필요로 하는 혈액을 충분히 공급할 수 있으므로, 혈압은 늘 정상적인 상태를 유지할 수 있게 된다.

그러나 어떤 요인에 의해서 혈액 순환이 원활하게 되지 않을 경우, 심장은 우리의 몸이 필요로 하는 혈액을 제대로 공급하기 위하여 평상시보다 높은 압력으로 혈액을 내보내야만 할 것이다.

이것이 혈압이 올라가는 근본적인 이유라 할 수 있다. 즉, 심장에서 나온 혈액이 혈관을 거쳐 우리 몸 곳곳으로 운반되는 과정에서, 원활한 혈액의 흐름을 방해하는 요인이 하나라도 발생하게 된다면 혈압은 올라가게 된다.

이렇게 혈액의 정상적인 순환을 방해하는 요인으로는 다음과 같은 것이 있다.

● 어떤 원인에 의해 우리 몸에 있는 혈관이 좁아지게 되면 혈압은

올라가게 될 것이다. 이렇게 혈관이 좁아지는 원인으로는 스트레스나 만성적인 과로 등에 의해 자율신경계(교감 신경계)가 지나치게 긴장하거나 흥분함으로써 혈관이 수축되기 때문이다.

- 신장의 기능이 약해지거나 부종 등과 같은 원인으로 혈관 내부를 흐르는 혈액량이 많아지면 평상시보다 혈압이 올라가게 된다.

- 체중이 증가하거나 운동 부족으로 인해 몸에 필요한 근육이 줄어들고 대신 지방이 자리잡게 되면 체표면적이 늘어나게 되며, 그 늘어난 면적에 비례해서 혈관도 늘어나게 된다. 따라서 그 늘어난 부분까지 혈액을 보내 주어야 하므로 혈압이 올라가게 된다.

이렇게 볼 때 혈압이 올라가게 되는 원인 중 상당한 부분이 자율신경과 밀접한 관련을 가지고 있다는 것을 알 수 있다. 실제로 혈압을 조절하는 약들 대부분은 자율신경계, 즉 교감 신경계에 작용하도록 만들어져 있는 실정이다.

물론 위에서 예시한 이유 외에도 고혈압이 될 수 있는 많은 다른 요인들이 있지만, 일반적인 이유가 아니므로 여기서는 언급하지 않기로 한다.

무엇이 이런 변화에 따라 혈압을 올라가게 만드는 것일까?

혈압은 우리 몸에서 필요로 하는 혈액을 적절하게 공급하기 위하여 심장이 혈액을 내보내는 압력이라고 언급하였다.

그렇다면 우리 몸에서 필요로 하는 혈액이 적절하게 공급되고 있다는 사실을 알려 주는 장치는 우리 몸 어디에 있는 것일까?

우리 몸 어디에 있는 무엇이 우리 몸에 필요한 혈액이 제대로 공급되고 있는지의 여부를 판단하여 정교하게 적절한 혈액 공급이 이루어질 수 있도록 조절해 주는 것일까?

이런 역할을 담당하고 있는 중요한 센서가 바로 신장(콩팥)에서 이루어지는 일련의 혈압 조절 반응(RAA 시스템)이다.

즉, 신장으로 들어오는 혈액의 양이 적어지게 되면 신장의 특정 부위에서 레닌(Renin : 신장의 Juxtaglomerular Apparatus에 있는 Maculadensa Cell에서 분비됨)이라는 물질이 분비되게 되고 이 레닌으로 인해 안지오텐신이라는 강력한 혈관 수축 물질이 활성화된다. 이것이 신장으로 유입되는 혈액량을 증가시키기 위해 혈관을 수축하고 혈압을 올라가게 만드는 것이다.

안지오텐신에는 혈관을 수축시켜 혈압을 상승시키는 작용 이외에도, 염분과 수분의 배설을 억제시켜(이렇게 되면 혈관 속을 흐르는 혈액량이 증가하게 된다) 혈압을 상승시키는 알도스테론이라는 물질의 생성을 촉진시키는 작용을 한다.

이런 일련의 혈압 조정 과정이 우리 몸에서 혈압을 조절하는 가장 중요한 기전이 되는 것이다.

다시 말해 혈압이 올라가게 되는 일차적인 이유는 어떤 이유에 의해서든 혈액 순환이 제대로 이루어지지 않아 신장으로 들어가는 혈액의 양이 적어지기 때문이다.

이외에도 경동맥에 있는 압력 수용체가 혈관을 흐르는 혈액의 압력을 항상 측정하고 있어 무언가 이상이 있다고 판단하면 자율신경계를 조정함으로써 혈압을 조절하는 것이다.

혈압 약은 어떤 작용을 해서 혈압을 내리게 되는 것일까?

우리는 앞에서 혈압이 올라갈 수 있는 요인에 대해서 살펴보았다. 우리가 혈압 조절을 위해 먹는 약들은 모두 이러한 요인이 혈관이나 혈압에 미치는 영향을 차단함으로써 혈압 상승을 억제하는 작용을 하고 있다.

혈압이 올라가게 되는 첫 번째 요인은 어떠한 이유로 인해 혈관이 좁아짐으로써 신장으로 가는 혈액량이 줄어들기 때문이라고 했다.

대부분의 혈압 약들은 이렇게 수축된 혈관을 확장시켜 주거나, 혈관이 수축되지 않도록 방지해 주는 작용을 하고 있다.

이렇게 혈관 수축을 방지해 주는 약도 혈관 수축이 일어나는 방향에 따라 다양한 종류로 분류된다.

● 스트레스 등으로 교감 신경이 흥분하게 되어 혈관이 수축되는 것을 막아 주는 약 : 인데랄, 테놀민, 켈론, 칼반, 쌕트랄, 셀렉톨, 트란데이트, 브레비블록, 비스켄, 베타록, 미케란, 딜라트렌, 모

노콜, 미니프레스, 카타프레스, 하이트린, 카두라 등등

- 안지오텐신 전환 효소를 차단하여 안지오텐신 Ⅱ가 생성되지 않도록 막아줌으로써 혈관 수축을 억제하는 약 : 카프릴, 레니텍, 에나프린, 아서틸, 인히베이스, 케다프릴, 트리테이스, 프리니빌, 시바쎈, 라메이스, 코자, 아타칸, 아프로벨, 디오반 등등

- 혈관이 수축될 때에는 혈관 평활근의 근육 세포 속으로 칼슘 이온이 들어가 혈관을 수축하게 되는데, 이 과정에서 세포 속으로 칼슘 이온이 들어가는 걸 차단하여 혈압을 떨어뜨리는 약 : 노바스크, 아달라트 오로스, 페르디핀, 니트렌, 딜테란, 무노발, 스프렌딜, 마디핀, 바이프레스, 올데카, 자니딥, 코니엘, 헤르벤, 니바딜 등등

- 혈관의 수축과는 상관없이 혈압을 올릴 수 있는 또 다른 요인 중 하나인 혈관 안을 흐르는 혈액량을 줄여 주는 이뇨제 : 나트릭스, 다이아막스, 다이크로짇, 라식스, 아레릭스, 알닥타자이드, 알닥톤, 토렘, 트리파몰, 후루덱스 등등

이 외에도 혈관 확장 작용을 하는 여러 가지 약들이 있다. 그러나 그런 약들은 일반적으로 사용하는 고혈압 약이 아니라, 보다 전문성이 요구되는 질환을 치료하기 위한 약이기 때문에 여기서는 언급하지 않기로 한다.

혈압 약을 먹기 시작하면 정말 평생 먹어야 하나?

여기에 대한 답을 얻기 위해서는 먼저 혈압 약이 지니고 있는 한계에 대해 검토해야만 할 것이다.

혈압 약은 우리가 앞에서 살펴본 바와 같이 혈압이 오르게 된 근본 원인을 치유함으로써 고혈압을 근원적으로 치료해 주는 것이 아니다. 단지 어떤 원인에 의하여 혈관이 수축되거나 혈류량이 많아져서 혈압이 올라갈 때 혈관 수축을 막거나 혈류량을 줄임으로써 혈압을 내려 주는 역할만 하는 것이다.

따라서 약을 먹는 동안에는 혈관 수축을 막아 주고, 혈관을 확장시켜 주기도 하며, 혈류량을 줄여 혈압이 정상 상태를 유지할 수 있도록 해주지만, 약의 복용을 중단하는 동시에 그런 작용들도 사라지게 된다. 그 결과 원래부터 가지고 있던 문제점이 다시 나타나게 되므로 또다시 혈압이 올라가게 되는 것이다.

이와 같은 한계는 어떤 혈압 약이든 다 마찬가지라 할 수 있다.

어떤 혈압 약이든 혈압을 올라가게 하는 근본 원인을 치료해 주는 것이 아니라, 그 근본 원인으로 인해 혈압이 올라가는 현상만 막아 주기 때문이다.

그래서 혈압 약은 한 번 먹으면 평생을 먹어야 한다는 말이 나오게 된다.

그렇다면 어차피 낫지도 않을 혈압 약 그만 먹으면 어떻게 될까?

혈압 약 복용을 당장 중단한다고 해서 금방 어떤 문제가 생기는 것은 아니다.(단, 교감 신경에 작용해서 혈압을 떨어뜨리는 약을 갑자기 중단하게 되면 고혈압 위기 상황이 오게 된다.)

그런데도 불구하고 우리가 혈압 약을 먹는 데에는 이유가 있다. 고혈압 상태가 오랫동안 지속되게 되면 고혈압으로 인하여 발생할 수 있는 합병증 때문에 우리 몸 어디에선가 반드시 치명적인 사고가 일어나게 된다. 그로 인해 우리의 생명이나 건강을 정상적으로 유지할 수 없을 수도 있다.

이러한 이유 때문에 우리는 혈압 약을 먹지 않아도 혈압이 정상 상태를 유지할 수 있다는 객관적 증거가 증명되기 전까지 반드시 약을 먹어야만 하는 것이다.

고혈압의 기준은 무엇이며 약은 언제부터 먹어야 하나?

혈압은 우리 몸의 상태에 따라 수시로 변하고 있다.

우리가 마음을 편안히 가진 채 휴식을 취하고 있다면 낮은 압력으로도 충분히 순환이 이루어질 수 있으므로 혈압은 낮아지게 된다. 그러나 긴장되어 있는 상태에서는 혈관이 수축되게 되므로 혈압은 올라가게 될 것이다. 계단을 올라간다거나 뛰고 난 이후에도 혈압은 올라가게 될 것이다.

이렇게 시도 때도 없이 수시로 변하는 게 혈압이기 때문에 한두 번의 혈압 측정으로 고혈압 여부를 판단한다는 건 무척 위험한 일이라 할 수 있다.

하루에 여러 번, 여러 날에 걸쳐 계속 혈압을 측정해 보고 지속적으로 수축기 혈압이 160mmHg 이상이거나 이완기 혈압이 95mmHg 이상이라면 전문의와 상담 후 혈압 약을 복용하여야 할 것이다.

물론 이 수치보다 낮다 해도 자신에게 고지혈증이나 당뇨 등의 질환이 있다면 혈압 약을 복용하여야 할 수도 있다.

WHO-ISH 분류

분 류		수축기 혈압	이완기 혈압	대 책
정상		〈130	〈85	2년 내 재확인
높은 정상		130~139	85~89	1년 내 재확인
고혈압	1기	140~159	90~99	2개월 내 재확인
	2기	160~179	100~109	1개월 내 진료
	3기	〉180	〉110	1주일 내 진료

그런데 여기서 한 가지 주의해야 할 사항이 있다.

어떤 사람들(특히 자율신경이 예민한 사람)을 보면 평상시에는 아무 문제가 없다가도 병원에서 혈압을 측정하기만 하면 혈압이 무척 높게 올라가는데, 이 경우 병원에서 측정한 수치만 보고 혈압 약을 먹게 되면 자칫 큰일이 생길 수도 있다.

가슴이 답답하고 어지러워 견딜 수 없다며 내게 찾아온 중년 아주머니가 있었다.

자기는 몇 년 전부터 고혈압 때문에 아테노롤 성분이 함유된 혈압 약(246쪽에서 언급한, 교감 신경이 흥분하여 혈관이 수축되는 것을 막아주는 약의 부류)을 먹고 있는데 어제 저녁부터 가슴이 답답하다는 것이었다.

여러 가지 정황으로 따져볼 때 협심증이 의심되었다. 하지만 속단하긴 일렀기에 일단 병원으로 가서 정밀 진단을 받았고, 그 결과 협심증으로 판명이 나 그날부터 협심증 약을 먹게 되었다. 그러나 며칠 후 그 아주머니가 다시 찾아와서는 협심증 약을 먹은 날 저녁부터 머리기 이파 도저히 견딜 수가 없다며, 협심증으로 죽어도 좋으니 그 약만은 먹지 않겠다고 생떼를 썼다.

도저히 그 말이 믿기지 않았던 나는 왜 그 부인에게 그러한 증세가 나타나게 되었는지 자세히 살펴보게 되었다.

그 아주머니의 경우 고혈압 증세가 나타나기 전부터 잠을 깊이 들지 못했고, 3~4시간 정도 자다 보면 머리가 깨어질 듯 아파 도저히 누워 있을 수 없었다. 게다가 잠자는 중간 중간에도 꼭 소변을 두세 차례 보아야 하는 야간뇨 증세와, 조금이라도 피곤하거나 신경을 쓰면 속이 쓰리고 소화가 안 되는 자율신경 이상 증세까지 가지고 있었던 것이다.

그래서 병원을 찾아 검사를 하게 되었으나, 자율신경 이상 증세는 검사상 나타나는 것이 아니었으므로, 담당 의사는 다른 말없이 혈압만 높다는 진단을 내렸다.

이 부인 같은 경우 보통 집에서 혈압을 측정해 보면 정상을 나타내곤 했었다. 그러나 자율신경의 이상으로 인해 신경이 예민해서 작은 환경 변화에도 쉽게 긴장했기 때문에 병원에서 혈압을 측정하기만 하면 무조건 혈압이 높게 올라가는 것이었다. (White gaun syndrom : 흰가운을 입은 의사나 간호사를 보면 긴장되어 혈압이 올라가는 현상)

병원 환경상 개개인의 이러한 특성까지 파악하여 처방을 내려 줄 수 없으니 그냥 담당 의사의 처방대로 혈압 약을 먹기 시작하게 된 것이었다.

이렇게 되니 혈압 약만 먹으면 혈압이 너무 내려가 버려 몸이 축 처지고 조금만 머리를 움직여도 어지러워지는 등, 한마디로 몸 상태가 엉망으로 되었다.

이렇게 시간이 흐르는 동안 원래는 70회 가까이 되던 맥박이 48회 정도로 떨어지게 되었다.

이렇게 심장의 박동수가 줄어드니 혈액 순환이 잘 되기는커녕 점점 더 안 좋아지고, 그런 와중에서 며칠 동안 신경 쓸 일이 생겨 무리를 했더니 심장 자체에 공급되는 혈액마저 모자라게 되어 협심증 증세가 나타났던 것이다.

이에 따라 혈압 약의 복용량을 줄여 가면서 자율신경 이상 증상을 교정해 나가기 시작했다. 그 결과 한 달이 지난 후부터는 두통 증세가 점차 사라지게 되었고, 3개월이 지난 후에는 밤중에 소변을 보지 않아도 되었으며, 6개월 후에는 혈압 약을 먹지 않아도 혈압이 정상 상태를 유지할 수 있게 되었다(3장 내용 참조).

이 경우 자율신경의 이상으로 몸 상태가 안 좋은 것이라는 생각은 하지도 못한 채(이런 때에는 혈압 변화가 심하게 나타날 수 있다), 단지 혈압만 한두 번 측정해 보고는 고혈압이라는 판정을 내리게 되었다. 그리고 그 판정에 따라 혈압 약을 먹게 된 결과 전체적인 혈압 조절 과정이 엉망이 되어 버렸고, 그로 인해 자칫 큰일이 생길 뻔 했던 경우라 할 수 있다.

고혈압이라는 판단을 내릴 때에는 병원에서 한두 번 측정한 결과만 가지고 판단할 게 아니라 시간을 두고 여러 상황에 따라 변화하는 혈압을 여러 번 측정해 본 후 신중하게 판단하여야 한다.

현재 우리나라의 의료 체계 하에서는 환자 한 명에게 담당 의사가 충분한 시간을 갖고 정성을 다해 진료한다는 것을 바랄 수 없는 형편이기 때문에, 본인 스스로가 자료를 충분히 확보하여 정확한 판단을 내릴 수 있도록 의료진에게 자료를 제공하는 것도 현명한 일일 것이다.

혈압 약을 먹지 않고도 혈압을 조절할 방법은 정녕 없는 것일까?

이 세상에 아무리 높은 산이 있다 한들 넘지 못할 산이란 없는 법이며, 아무리 힘들고 어려운 일이라 하더라도 우리가 해내지 못할 일이란 없는 법이다. 단지 우리의 노력이 부족해서 하지 못하고 있을 뿐이다.

혈압도 마찬가지다.

혈압 약이라는 것은 애초부터 올라간 혈압을 내려주는 역할만 하는 것이지, 혈압이 올라가게 만든 근본 원인을 해결해 주는 건 아니다.

혈압이 올라가게 된 근본 원인은 우리 스스로의 노력으로도 충분히 극복할 수 있는 것이다.

앞에서 살펴보았듯이 혈압이 올라가게 되는 근본 원인은 어떤 이유에 의해서 혈관이 수축되거나, 혈류량이 증가하거나, 체중 과다와 운동 부족이라는 사실을 알게 되었으니, 이 문제점들만 하나하나 제거해 나간다면 고혈압 또한 결코 넘지 못할 산이 아닌 것이다.

여기서 '어떤 이유에 의해서' 라는 부분은 자율신경에 대한 과다 자극이라는 말과 의미가 거의 상통하는 것이므로, 자율신경의 이상을 바로 잡아 주고, 우리의 자율신경이 스트레스에 민감하지 않도록 유지시켜 주고, 과다한 체중이나 순환 장애 현상을 운동과 휴식으로 바로잡아 나간다면 언제가 될지는 모르지만 자신도 모르는 사이에 고혈압은 사라지게 될 것이다.

그렇게 될 때까지 혈압 약의 도움을 받으면서 하나하나 문제를 해결해 나간다면 고혈압은 반드시 극복할 수 있다.

당뇨병, 무슨 약으로
완치시킬 수 있을까?

02

1960~1970년대의 절대 빈곤 상태에서 벗어나 어느 정도 우리나라가 경제적 안정을 찾은 후 증가한 것이 바로 성인병이다. 그리고 그 성인병을 앓고 있는 사람들 중 상당수가(약 400만 명 정도로 추산됨) 당뇨병으로 고생하고 있는 실정이다.

성인병(고혈압, 당뇨, 고지혈증)의 일반적인 특징이 그렇듯이 당뇨병 또한 병 그 자체보다는 오랜 기간 동안 혈당 조절이 제대로 되지 않아 발생하게 되는 합병증이 더욱 무서운 질환이라 할 수 있다.

그러나 우리 주변에서 흔히 보게 되는 당뇨병 환자들은 이런 합병증에 대해 별 관심이 없는 것처럼 보인다.

당뇨병에 의한 합병증이라는 게 바로 눈앞에서 확인할

수 있는 게 아니어서 더욱 그러할 것이다.

따라서 여기서는 당뇨에 대한 원론적인 이야기는 하지 않도록 한다. 대신 성인형 당뇨병의 80% 이상을 차지하고 있는 인슐린 비의존성 당뇨(제2형 당뇨병) 환자에게 필요한 일반적인 주의 사항에 대해 알아보자. 다시 말해, 당뇨를 방치했을 경우 나타나게 되는 합병증과, 당의 관리를 위해 복용하게 되는 약의 작용, 당뇨병을 효율적으로 관리할 수 있는 방법 등에 대해 알아보는 시간을 가져 보기로 하자.

당뇨병이란 어떤 병인가?

흔히 당뇨병 하면 소변으로 당이 빠져나가 금방 배가 고프고 갈증이 나기 때문에 많이 먹고 많이 마시게 되고, 이에 따라 소변을 많이 보게 되며 다시 또 그 소변으로 당분이 빠져나가 쉽게 지치고 피곤해짐으로써 체중이 감소하는 병으로 알고 있다.

그러나 정말 이러한 생각이 당뇨 환자의 마음 속에 새겨져 있는 한 올바른 당의 관리는 힘들 것이다.

어느 누구라도 이러한 생각을 가지고 있는 한, 귀중한 영양분이 소변으로 빠져나가니까 무언가 몸에 좋은 영양분을 보충해야 할 것이라는 생각을 하게 마련이다.

그러나 이는 우리 모두가 당뇨병에 대한 올바른 지식이 없기 때문에 가질 수 있는 생각이다.

당뇨병이란 췌장에 문제가 있어 인슐린이 제대로 만들어지지 않거나(제1형 당뇨병), 췌장 베타세포의 기능에 이상(혈당에 대한 췌장의 반응 감소)이 생겼거나, 간이나 말초 조직에서 인슐린에 대한 저항이 증가함으로써 인슐린이 제 역할을 할 수 없게 되고, 이로 인해 말초 조직이 당분을 에너지원으로 잘 이용하지 못해(제2형 당뇨병) 생기는 질환인 것이다.

이와 같이 당뇨병이란 당분이 소변을 통해 몸 밖으로 빠져나가는 상태가 중요한 게 아니라 혈액 중에 있는 당분을 사용해야 할 우리 몸의 조직들이 혈당을 제대로 이용하지 못해 생기는 병이라 할 수 있다. 혈당은 비록 필요 이상으로 많이 있다 해도 몸 안의 조직들이 그것을 이용할 수 없으니, 말초 조직 같은 경우 필요한 에너지원이 없는 것과 같은 상태(기아 상태)가 되는 것이다.

우리 몸의 조직에서는 간절히 필요로 하지만 에너지로 이용될 수 없는 혈당, 여기서 끝나면 그나마 다행이겠지만 사실은 그 남아도는 혈당이 당뇨병에 의한 합병증을 불러일으키는 것이다.

당뇨 환자가 음식 조절을 하지 못해 혈당이 급격하게 증가하게 되면 혈관 내의 삼투압은 높아지는 데 반해, 혈중의 당분은 세포 안으로 들어가지 못하므로 세포 내의 삼투압은 낮아지게 된다. 그럼 결국 세포 안에 있는 용액이 삼투압 차이로 인해 세포 밖으로 빠져나오게 된다.

이때 적절한 수분 공급이 이루어지지 않으면 탈수 상태에(고삼투압성 혼수) 빠져 자칫 생명이 위험할 수도 있다.

또 혈당이 높은 상태가 오래 지속되다 보면 사용되지 못한 당분이 적혈구나 알부민, 면역 글로불린 등과 같은 혈장 단백질에 달라붙게 되고(진한 설탕물이 손에 묻으면 끈적끈적해져 손을 움직이기 불편한 것처럼), 이렇게 형성된 당화 단백질은 혈장 단백질이 해야 할 역할을 제대로 발휘하지 못하도록 방해하게 된다. 뿐만 아니라, 당분과 결합한 상태로 우리 몸에 유해한 최종 당화 부가 산물을 형성함으로써 당뇨병성 혈관 합병증을 일으키는 주원인이 된다.

그 외의 혈관에 남게 되는 당분은 비정상적인 대사 과정을 거쳐 솔비톨과 과당으로 변화하게 되며, 이들이 조직에 축적되면 세포 내 삼투압을 상승시켜 세포의 팽창과 변성을 촉진하게 된다. 또 이들 자체가 세포에 독소로 작용함으로써 당뇨병성 망막증, 백내장, 신경병증, 대동맥질환들을 야기시키게 된다.

이런 합병증은 당뇨병 환자에게 정말 치명적이라고까지 말할 수 있는 무서운 재앙인데, 합병증의 진행 기간이 길기 때문에 대다수의 당뇨병 환자들은 그것에 대한 두려움을 잊어버린 채 당장 자신이 느끼는 고통이 없다고 병 관리를 소홀히 하고 있는 것이다.

더욱 안타까운 것은 우리가 아무리 혈당 강하제를 열심히 먹으며 당을 관리한다 해도 당뇨로 인한 합병증을 완벽하게 막을 수 없다는 데 있다.

이런 여러 가지 이유 때문에 단지 혈당 강하제를 열심히 먹는 것으로만 당뇨병 관리에 만족해서는 안되는 것이다.

우리가 당뇨의 관리를 위해 먹는 약들은 모두 당뇨병을

근원적으로 치료해 주는 약이 아니라, 단지 높아진 혈당을 떨어뜨려 주거나 혈당이 높아지지 않게 해주는 작용을 하는 것이다.

그럼 현재 우리가 사용하고 있는 당뇨약에 대해 잠시 살펴보기로 하자.

당뇨를 조절해 주는 약에는 어떤 종류가 있을까?

Ⅰ. 제2형 당뇨병의 경우 췌장 베타 세포의 기능 이상과 간이나 말초 조직의 인슐린에 대한 저항이 증가하여 나타나는 질환이므로 췌장에서는 인슐린 분비를 촉진시키고, 말초 조직에서는 인슐린에 대한 감수성을 높여 주는 약을 쓰는데, 다음과 같은 것들이 있다.

다이아비네즈, 다이그린, 글리피짓, 글리코, 다오닐, 유글리콘, 글리슈린, 디아미크롱, 디아그린, 디베린, 글루레노룸, 아마릴, 아반디아 등

이러한 약들은 단독으로, 혹은 서로 다른 작용 기전을 가진 약과 함께 환자의 혈당을 비교적 잘 조절해 주고 있다.

그러나 이러한 약들은 모두 설폰 요소제가 지니고 있는 공통적인 부

작용, 즉 심혈관계 질환의 유병률과 사망률을 증가시키는 경향과 장기 사용에 따른 간독성(담즙 분비 장애, 황달), 오심·구토·설사·변비와 같은 소화기 장애, 무과립 혈구증과 골수억제에 기인한 범혈구 감소증과 같은 심각한 혈액학적 문제를 야기할 수도 있다.

약을 복용하는 중에 술을 마시면 저혈당의 위험성이 증가하는 부작용도 지니고 있다.

또 장기간 사용하다 보면 우리 몸에서 약에 대한 감수성이 떨어져 약효가 나타나지 않게 될 수도 있다.

Ⅱ. 설폰 요소제와는 다른 작용 기전을 가진 약물로 비구아니드계의 메트폴민이 있다.

이 약은 인슐린의 분비에 대해서는 영향을 미치지 않으면서 간에서 새롭게 만들어지는 포도당 생성을 억제하고, 장점막 세포의 당 이용률을 증가시키는 동시에 근육이나 지방 세포에서 당분의 이동을 활성화시키는 작용을 한다.

글루코파지, 글루코닐, 글루퍼민 등이 있다.

메트폴민의 경우 설폰 요소제와는 조금 다른 작용 기전을 가지고 있기 때문에 서로 병용하면 더욱 효율적인 혈당 조절을 할 수 있다는 장점이 있다.

그러나 메트폴민을 복용하는 환자 중 약 30% 정도가 설사, 오심, 구토, 복부 팽만감, 고창 등 소화기계의 부작용을 호소하고 있으며, 장기간 사용시 드물게 빈혈이나 백혈구 감소, 혈소판 감소와 같은 혈액학적 이상이 나타날 수도 있다.

Ⅲ. 당의 생성을 억제하여 혈당을 떨어뜨리는 알파─글루코시다제 억제제가 있다.

알파─글루코시다제는 소장점막에 존재하는 효소로, 이당류를 단당류로 분해하여 탄수화물의 흡수를 돕는 효소이다.

따라서 이 효소를 차단하게 되면 혈당치를 올라가게 만드는 당분이 적게 생성될 것이므로 혈당의 상승을 억제시킬 수 있다.

현재 사용되고 있는 제제로는 글루코바이, 베이슨 등과 같은 약이 있으며, 작용 기전이 다른 혈당 강하제에서 일어날 수 있는 저혈당 현상을 일으킬 위험이 적다는 장점이 있다.

그러나 복부 팽만, 복명, 설사, 소화불량 등과 같은 소화기 부작용이 나타날 수 있고, 장내 가스의 증가로 인한 장폐색성 증상이 드물게 나타날 수 있다. 또한 간 기능 이상을 초래해 황달이나 AST(GOT), ALT(GPT) 등과 같은 수치를 상승시키기도 한다.

이상에서 소개한 약들이 현재 우리나라에서 당뇨 환자의 혈당 관리를 위해 사용되고 있는 약들이다.

거듭 말하지만 여기서 중요한 건 이들 약물들이 모두 당뇨의 원인을 제거함으로써 당뇨병을 근원적으로 치료해 주는 약이 아니라, 약을 먹는 동안 혈당치를 떨어뜨려 당뇨에 의한 합병증의 발현을 늦추어 주는 역할만 한다는 것이다.

따라서 혈당 조절을 오로지 약에만 의존하게 된다면 바람직한 혈당 조절은 이루어지지 않을 것이다.

약을 먹는다고 방심한 채 음식 조절은 하지 않고 과식을 한다거나 하면 아무리 약을 먹어도 혈당은 올라갈 게 자명하기 때문이다.

또 살다 보면 가끔은 약을 복용해야 한다는 걸 잊어버리거나 뜻하지 않은 일로 약을 먹지 못하게 될 수도 있을 것이다. 물론 사람이니까 있을 수 있는 일이고 이해할 수 있는 일이다. 하지만 병 입장에서 보면 다소 사정이 다르다.

한 번이라도 약을 제 시간에 먹지 않게 되면 혈당이 올라가게 되고, 그러한 시간들이 모이고 모여 결국에는 고혈당으로 인한 합병증이 나타나게 되는 것이다.

당뇨병의 합병증에는 어떤 것들이 있는가?

당뇨병 합병증으로는 우리 생명에 치명적인 손상을 줄 수 있는 당뇨병성 케톤산증과 고삼투압성 혼수와 같은 급성 합병증, 인슐린 부족이나 작용 능률 저하에 따른 불충분한 대사조절로 인해 장기간 고혈당 상태가 지속된 결과 미세 혈관계의 구조 및 기능 변화로 나타나는 만성 합병증이 있다.

여기에는 당뇨를 제대로 관리하지 않으면 반드시 나타나게 되는 만성 합병증에 대해 하나하나 살펴보기로 하자.

대혈관성 합병증

당뇨 환자의 경우 정상인보다 2~4배 정도 높은 비율로 동맥의 죽상경화로 인한 관상 동맥 질환(협심증, 심근경색증), 뇌 혈관 질환(뇌출혈, 뇌졸중), 말초 혈관 질환 같은 대혈관 질환이 발생하게 된다.

이는 당뇨 환자의 주된 사망 원인으로 작용하고 있다. 이런 질환이 생기는 원인을 꼽자면, 당뇨가 제대로 관리되지 않아 고혈당 상태가 지속되면 남아도는 당분이 혈액

중의 콜레스테롤과 같은 지단백의 변성을 초래하고, 혈장 단백질을 당화시키는 것이라 하겠다. 또 이들 당화 단백질의 최종산물이 혈관을 나쁜 방향으로 변화시키는 이유도 있다.

당뇨병성 신증

고혈당으로 인한 미세혈관의 손상으로 일어나는 당뇨병성 신증은 인슐린 의존형 당뇨병 환자의 약 35%, 비의존형 환자의 15~60% 정도에서 나타나는 합병증이다. 고혈압 환자나 고단백 식이를 하는 경우 이 증상이 더욱 악화된다.

당뇨병성 신증의 진행 과정을 보면, 초기에는 사구체 여과율이 증가하면서 신장의 크기가 커지게 되고 시간이 경과하면서 미세 단백뇨가 발생하는 무증상기를 거치게 된다. 이렇게 병이 진행되면서 상태가 악화되면 지속적인 단백뇨와 부종 등의 증상이 나타나게 되고, 결국 신기능이 저하되어 요독증과 조절 불가능한 고혈압이 생기게 된다. 그리고 신부전증으로 투석이나 신장 이식을 해야만 겨우 몇 년간 더 생명을 유지할 수 있게 되는 것이다.

안과적 합병증

백내장이나 당뇨병성 망막증은 당뇨병 합병증 중에서도 가장 흔한 질환으로 대개 당뇨로 진단된 지 10년 이내에 당뇨 환자의 절반 정도에게서 나타나게 된다.

당뇨병성 망막증은 고혈당으로 인해 미세 혈관에 변화가 생겨서 일어나게 되는데, 당뇨병의 종류나 당뇨의 발생 연령보다는 당뇨병의 지속 기간, 혈당의 조절 정도, 신장 질환의 동반 여부와 상당한 관련이 있다.

일반적으로 당뇨병의 합병증은 굉장히 느린 속도로 진행되며 그 증상이 심해질 때까지 아무런 증세가 나타나지 않는다.

이것이 바로 당뇨병에 따르는 합병증의 무서운 점인데, 당뇨병성 망막증도 그 좋은 예가 될 것이다.

망막증의 초기 증세는 미세 출혈 정도로 거의 아무런 자각 증세 없이 진행하다가, 말기에 이르면서 망막 이탈, 녹내장, 결국에는 실명으로 이어지게 된다.

당뇨병성 족부 괴저

당뇨병이 진행되면서 혈관에 이상이 생기게 되고, 이로

인해 족부로 흐르는 혈액이 감소하게 된다. 이렇게 당뇨로 인한 신경병증의 진행으로 족부에 상처가 생기게 되면 잘 회복되지 않아 궤양이 생기거나 세균 감염이 생기게 된다. 최악의 경우 절단해야 하는 등의 심각한 장애를 유발할 수도 있다.

당뇨 증세를 가지고 있는 사람이라면 그 누구도 이런 합병증에서 자유로울 수 없다.

'한 번쯤은 괜찮겠지' 하는 생각으로 방심하고 있는 순간 누구에게라도 생길 수 있는 문제인 것이다.

당뇨병성 신경증

당뇨병성 신경증은 당뇨의 합병증 중에서도 환자들에게 많은 고통을 주는 질환으로 알려져 있다. 이는 고혈당으로 인해 신경 조직이 손상되어 나타나는 질환인데, 어떤 종류의 신경이 손상되었는지에 따라 다양한 임상 증상이 나타난다.

말초 신경이 손상되어 감각 장애나 운동 장애를 호소하는 경우도 있고, 자율신경이 손상되어 일상 생활에 심한 장애를 받게 되는 경우도 있다.

예를 들어, 심혈관계 기능에 장애가 생기게 되면 앉아 있거나 누워 있다 일어날 때 어지러워 쓰러지게 되는 체위성 저혈압 증상이나 심장 박동이 빨라지는 빈맥 증상이 나타나게 된다.

소화기 기능에 장애가 생기면 식도 확장, 간헐적인 설사나 변비, 위무력증 등의 증상이 나타난다.

발기부전 등과 같은 성기능 장애와 요실금이나 배뇨 장애와 같은 방광 기능 장애 증상도 나타날 수 있다.

당뇨병이 진행되면서 나타나는 합병증으로는 이 이외에도 여러 가지가 있겠지만, 위에서 열거한 증상들이 당뇨병의 합병증으로 나타나는 대표적인 증세라고 보면 될 것이다.

이런 합병증의 고통을 겪어보지 않은 사람이라면 그 고통이 어떤 건지 잘 모르겠지만, 실제로 그런 고통을 겪고 있는 당사자나 그 가족들이 당하고 있는 고통은 말로 표현할 수 없을 만큼 큰 것이다.

의학적 통계에 따르면 이렇게 당뇨로 인해 합병증이 오게 되면 아무리 좋은 치료나 약 처방을 해도 그 합병증을 완벽하게 막을 수는 없다고 한다.

그렇다면 왜, 무슨 이유 때문에 이제까지 산출된 의학적 통계에서는 당뇨병이 있는 환자 모두에게 시간이 흐름에 따라 반드시 합병증이 생긴다고 말하는 것일까?

정녕 우리에게는 당뇨의 합병증을 막아낼 수 있는 방법이 없단 말인가!

필자의 견해로는, 당뇨병 환자들에게 반드시 합병증이 온다는 사실을 나타내 주는 통계 결과는 지금까지 모든 당뇨 환자들이 자신의 혈당 관리를 제대로 하지 않았다는 사실을 통계적으로 말해 주는 것이라 본다.

지금 당뇨로 고생하고 있는 환자들 중 본인 스스로 혈당 관리를 완벽하게 잘 하고 있다고 자신 있게 말할 수 있는 사람은 과연 몇 명이나 될까?

아무리 잘 관리를 한다 해도 어쩌다 한 번이라도 실수를 하게 되면 우리 몸은 절대로 용서하지 않는다는 사실을 항상 명심하여야 할 것이다.

이렇게 어쩌다 한 번 실수한 것이 모이고 모여 오랜 시간이 지난 후 당뇨병성 합병증이 찾아오는 것이므로, 한 순간도 이 사실을 잊어서는 안 될 것이다.

그렇다면 당뇨병의 관리는 어떻게 하여야 할 것 인가?

지금까지 우리는 당뇨란 무엇이며, 그것을 조절해 주는 약으로는 어떤 것이 있으며, 당뇨병의 치료약이 가지는 한계 및 당뇨병이 진행되면서 필연적으로 나타나게 되는 합병증 등에 대해 간단히 살펴보았다.

거듭 말하지만 당뇨병으로 야기되는 합병증은 실로 무서운 재앙이라고 봐도 무방할 것이다.

그렇다면 정말 이러한 합병증을 막을 방법은 없는 것일까?

그렇지는 않을 것이다.

일반적으로 췌장의 베타 세포가 완전히 파괴되는 제1형 당뇨병을 제외하면, 비만과 스트레스로 인해 당뇨를 얻게 된 경우가 대부분이다. 따라서 이 부분만 치료할 수 있다면 당뇨병 관리도 그렇게 어렵지는 않으리라 본다.

조금만 더 눈을 크게 뜨고 우리 주변을 둘러보면 부단한 노력 끝에 당뇨병을 딛고 일어섰을 뿐만 아니라, 그것을 기회로 자기의 건강을 굳건히 지켜 나감으로써 오히려 당뇨병이 생기기 전보다 훨씬 더 건강한 삶을 사는 사람들이 많이 있다.

　국영 기업체의 중간 관리직 지위에 있는 40대 중반의 남자가 찾아온 적이 있다. 발바닥이 화끈거려서 도저히 잠도 잘 수가 없으며, 배에 가스가 차고 변비가 심해 몸이 불편하다며 친지의 소개로 찾아온 사람이었다.

　얘기인즉, 회사에서 구매 업무를 담당하고 있는 이 남자는 일주일에 3~4일 정도 많은 양의 술을 마시고 있었으며, 업무가 바빠 늘 피곤한 상태였지만 특별한 문제는 없었다고 한다. 그런데 몇 달 전부터 발바닥이 화끈거려 추운 겨울에도 이불 속에 발을 집어넣고 잘 수가 없다고 했다.

　이 사람 말에 의하면 자신은 39세 때부터 고혈압과 당뇨병 때문에 병원에서 정기적인 검진을 받고 있으며, 치료약 또한 하루도 거르지 않고 잘 먹고 있다고 했다. 따라서 혈압이나 당뇨에는 이상이 없을 게 분명한데 왜 그렇게 발바닥이 화끈거리는 건지 도대체 이유를 알 수 없다는 것이었다.

이 경우 무엇 때문에 그렇게까지 발바닥이 화끈거려 잠도 못 자게 되었을까? 또 이 사람이 잠을 잘 못 잤던 것이 정말 발바닥이 화끈거려서 그랬던 것일까?

우리는 주변에서 중년 이후의 나이에 손바닥이나 발바닥에 열이 나서 화끈거린다는 증세를 호소하는 사람들을 간혹 볼 수 있다.

특별한 의학적 이유도 없이 이런 증세를 호소하는 사람들의 경우 대부분 혈액 순환에 문제가 있어서 그런 것이라 볼 수 있다.

일반적으로 동맥쪽 혈액 순환이 원활치 못하면 손발이 차가워지고, 반대로 정맥쪽 혈액 순환이 원활치 못하면 손과 발에서 열이 나고 화끈거리는 증세를 호소하게 되는 것이다.

이 사람의 경우 저녁 시간 술자리에서 과도한 칼로리를 섭취하였고, 술을 먹은 다음날에는 아침을 걸렀으며, 바쁘다는 핑계로 거의 운동도 하지 않았기 때문에 당뇨의 합병증에 의한 순환 장애 증세가 남들보다 훨씬 빨리 찾아온 경우라 할 수 있다.

이렇게 몸 관리가 안 된 상태를 오랫동안 유지하다 보니 자율신경에 이상이 생겨 잠도 깊이 들 수 없게 되었고, 또 소화기 장애 증세까지 나타나게 된 것이다.

이러한 문제를 해결하기 위해서는 먼저 환자 자신이 본인이 지니고 있는 문제점에 대하여 정확하게 파악하고 있어야만 할 것이다.

그래야만 자신이 가지고 있는 문제점을 개선시키기 위하여 본인 스스로 노력할 수 있을 것이기 때문이다.

만약 혈당을 제대로 관리하고자 한다면 자신이 늘 하던 대로 일상 생활을 할 때 혈당이 어떻게 조절되는지 알아두어야 할 것이다.

이것을 비교적 정확히 알기 위해서는 하루에 8번 정도 (세 끼 식전 30분과 식후 2시간, 취침 전 1번, 새벽 4~5시경에 1번) 혈당을 측정해 보아야 한다.

이렇게 기본적인 자료를 마련해 놓은 다음 내 몸에 어떤 변화가 있을 때마다 그 변화에 따른 혈당이 어떻게 나타나는지 확인해 나간다면 비교적 정확하게 자기의 혈당 조절 상태를 알 수 있을 것이다.

이 사람 또한 이 방법으로 조사해 본 결과 3일 동안 24

번 측정한 데이터 중 16번이 고혈당 상태로 나타났다.

본인도 그 결과를 보고 다소 놀라는 것 같았으며, 그렇게 자기 몸이 죽어 가는 동안 신나게 술만 마시고 있었다는 자탄과 함께 앞으로는 반드시 생활 습관을 긍정적인 방향으로 개선시키겠다고 굳은 약속을 하였다.

그렇게 해서 술은 일주일에 한 번 이내로 줄이고, 세 끼 식사는 규칙적으로 먹으면서 하루에 1시간 정도 반드시 운동을 하기로 했다. 또한 기존에 복용하던 약과 함께 자율신경의 이상을 치료해 주는 약을 병행해 나가기 시작했다.

이렇게 2개월이 지나자 발바닥이 화끈거리는 증세가 사라졌으며 변비나 소화불량 증세도 없어졌고 잠도 푹 잘 수 있게 되었다며 만족스러워 했다.

한편 그 사람의 체중은 정상 체중보다 12킬로그램 정도 초과된 상태였으므로 운동량을 더 늘려 한 달에 1~2킬로그램 정도의 체중 감량을 하기로 하고, 꾸준히 같은 방법으로 관리해 나갔다. 이렇게 1년이 지나자 체중이 정상 상태로 돌아왔다. 또 가끔씩 허기가 진다고 하여 당뇨 약을 줄여나가기 시작했는데 한 달 뒤부터는 약을 전혀 먹지 않아도 혈당이 정상 상태를 유지할 수 있게 되었으며 혈압 약을 먹지 않아도 혈압이 정상 상태를 유지할 수 있게 되었다.

그 후 5년이 지난 지금까지도 정상 상태를 유지하고 있을 뿐만 아니라, 주위 사람들에게도 자신의 예를 본보기로 들며 건강을 위한 자기 관리를 열심히 전도하고 있다고 한다.

이 사람의 경우 발바닥이 화끈거리고 잠을 이루지 못하는 증세로 인해 자기 몸에 대한 관리의 필요성을 절감하게 되었고, 그렇게 느낀 바를 실천에 옮김으로써 잃었던 건강을 되찾을 수 있었던 것이다.

하지만 그 사람이 특별해서 이런 일이 가능했던 건 절대 아니다.

누구든지 앞에서 설명한 바대로 자기 관리를 철저히 해나가기만 하면 충분히 자기의 건강을 되찾을 수 있다.

질병을 얻은 후 그 상황에서 벗어나지 못하는 것은 자기 관리를 위한 노력을 기울이지 않았기 때문이다. 거기에 다른 이유란 있을 수가 없다.

그렇게 자기에게 노력을 기울이지 않는 사람일수록 핑

계가 많고 남의 탓을 많이 하는 법이다.

그러나 아무리 핑계를 대고 탓을 하더라도, 질병으로 인한 고통은 누구에게 진가시킬 수 있는 것이 아니므로 고스란히 자신의 몫으로 돌아오게 되고, 그 결과 역시 항상 자기가 책임질 수밖에 없다.

어떤 의미에서 보면 병이란 자기 자신을 돌볼 수 있는 기회를 제공받은 것과 마찬가지이므로 천사의 선물이라 할 수도 있고, 반대로 그로 인해 자신을 망쳐 버릴 수도 있는 악마의 저주가 될 수도 있다.

이렇게 질병이 천사의 선물일지 악마의 저주일지는 오로지 질병을 대하는 자신의 태도에 달려 있다 하겠다.

따라서 이제부터는 질병을 얻더라도 자기의 건강을 돌볼 수 있는 기회라 생각하고, 흐트러진 몸을 바로 세우고 건강을 유지할 수 있는 생활 습관을 갖도록 노력해야 할 것이다. 그렇게만 한다면 질병도 기꺼이 천사가 주는 선물로 바뀌게 될 것이다.

잊을 만하면 찾아오는 편두통, 어떻게 하면 없어질까?

03

사람이 겪게 되는 통증 가운데서 가장 흔한 통증 중 하나가 두통일 것이다.

두통으로 고생하는 사람들이 많은 것과 마찬가지로, 두통이 일어나는 원인이나 그 종류 또한 매우 다양하다 할 수 있다.

일반적으로 두통은 뇌 안에서 생기는 문제, 즉 지주막하출혈이나 뇌출혈, 뇌막염, 뇌종양 등과 같은 질환에 의해 일어나는 두통과 감기나 눈, 귀, 코, 인후부, 치아나 잇몸 질환에 의해서 일어나는 두통같이 그 원인을 분명하게 규명할 수 있다. 이러한 증세의 발현이 두통을 급작스레 야기하는 것이며, 그러한 의미에서 이러한 성격을 지니는 두통을 급성 두통이라 칭한다.

이와 달리 오랜 세월에 걸쳐 지속적으로 나타나는 긴장형 두통(근육 수축성 두통)이나 발작적이면서도 반복해서 나타나는 편두통 같은 두통이 있는데, 이를 만성 두통이라 칭한다. 이렇게 해서 두통은 크게 급성 두통과 만성 두통, 두 가지로 분류할 수 있다.

급성 두통 같은 경우 그 원인이 되는 근본 질환만 치료하면 금방 사라지게 되므로 별로 문제될 것이 없다.

여기서 한번 개략적인 통계를 언급하자면 두통 환자의 약 60% 정도가 긴장형 두통(근육 수축성 두통)으로 고통을 받고 있다고 한다. 편두통과 같은 혈관 운동성 두통으로 고생하는 사람이 약 25% 정도, 긴장형 두통과 혈관 운동성 두통이 동시에 나타나는 혼합성 두통이 5% 정도, 그러니까 약 90% 정도의 두통 환자가 만성적인 두통 증상으로 고생하고 있다는 것이다.

이제 이와 같이 오랜 동안 우리를 괴롭히고 있는 만성 두통, 즉 긴장성 두통과 편두통에 대해 알아보고 이를 극복할 수 있는 방안에 대해 알아보기로 하자.

긴장형 두통(근육 수축성 두통)은 왜 생기게 되나?

정신적인 긴장을 유발하는 스트레스나 피로가 축적되어 혈액 순환이 원활치 않게 되면 우리 몸의 근육들도 부지불식간에 수축되게 된다.

이렇게 근육이 수축되면 그 길이가 평상시보다 짧아지게 되고, 그 결과 근육과 연결되어 있는 주변 조직에 과도한 긴장을 주게 된다.(근육이 수축되면 그 근육과 연결된 부위를 잡아당기는 상태가 되므로, 이 자극으로 인해 주변 조직이나 신경 부위에 통증이나 그와 연관된 증세가 나타나게 된다.)

또 근육이 이렇게 수축되면서 딱딱하게 굳어지면 그 주변에 있는 혈관을 압박하게 되므로 혈액 순환에도 악영향을 미치게 된다.

이것 또한 통증을 유발할 수 있는 또 하나의 요인이 된다.

그리고 근육이 이렇게 수축된 상태로 있을 때 어떤 자극을 주게 되면 자칫 근육 섬유가 끊어지는 손상을 입거나 그 근육과 연결된 관절 부위에 손상을 입을 수 있으므로 주의해야 한다.

어떻게 고개를 잘못 돌리다가 전기가 오는 것처럼 통증이 생기면서 고개를 움직이지 못하게 되는 경우, 허리를 굽혀 무엇을 들려고 하다가 삐끗하여 꼼짝도 하지 못하는 경우, 어떻게 잘못 움직이다가 옆구리나 갈비뼈가 뜨끔한 후 담이 들어 숨쉬기가 어려운 경우 모두가 여기에 속하는 것이라 보면 될 것이다.

이상의 증상들은 사실 근육이 손상되었을 때 나타나는 증상들이다. 하지만 이처럼 근육 손상이 없더라도 근육이 수축되어 딱딱하게 경직되면 그 근육이나 주변 조직에서 통증이 유발될 수 있다.

일예로 디스크 환자들의 경우 대부분 몸이 피곤하거나 스트레스 등으로 목이나 척추를 둘러싸고 있는 근육이 수축하면, 그 근육과 연결된 경추나 요추를 지나치게 잡아 당기게 되어 디스크 질환이 악화되거나 통증이 심해지는 경우를 많이 본다.

우리 몸에서 이와 같은 반응이 가장 민감하게 발생되는 부위는 우리 뇌를 둘러싸고 있는 근육과 목과 어깨에 있는 근육들이다.

우리의 몸 중 특히 이 부분에 근육들이 밀집되어 있고 또 비교적 자극에 민감하므로 우리 몸이 조금만 피곤하거나 스트레스를 받아 긴장하게 되어도 이곳에 있는 근육들이 가장 먼저 수축되기 시작한다.

따라서 어깨나 목 근육이 뻣뻣해지면서 통증이 생기고 무엇이 짓누르는 것처럼 불쾌해지며, 이런 현상이 머리끝까지 영향을 미쳐 두통이 일어나게 되는 것이다.

이런 긴장형 두통 증상은 근육 긴장에 수반되는 통증이기 때문에 비교적 둔탁하고 무엇이 짓누르는 것 같은 형태의 통증으로 잘 나타난다.

사람에 따라서는 머리를 마치 둥근 테로 죄어 오는 것처럼 아프다는 표현을 쓰기도 한다.

이런 두통은 몇 주에서 몇 달에 걸쳐 계속되는 경우가 많고, 심한 경우에는 몇 십 년간 지속적으로 나타나기도 한다. 그래서 반평생을 두통약으로 살았다는 사람 얘기도 듣게 되는 것이다.

그런데 이와 같은 근육 수축 현상이 생기는 근본 원인은 어디에 있는 것일까?

일반적으로 근육 수축이란 과도하게 근육을 사용하거나 (운동을 심하게 하면 근육에 알이 배긴다고 표현하는 경직이 나타남), 어떤 이유에 의해 산소나 영양분을 근육에 공급해 주기 위한 혈액의 공급이 원활치 않게 되면 근육을 많이 사용하지 않더라도 근육 수축이 일어나게 된다.

즉, 스트레스를 많이 받아 교감 신경이 비정상적으로 흥분하게 되면 혈관이 수축되어 혈액 순환이 원활하게 이루어질 수 없게 되므로 근육 수축이 일어나게 되는 것이다.

또 우리 몸이 극도로 피로한 상태로 되어 제 기능을 발휘할 수 없거나 몸의 기능이 전반적으로 약해져 혈액 순환이 제대로 되지 않는 상태라면 아무 것도 하지 않고 가만히 있어도 온몸의 근육이 경직되게 될 것이다.

아무튼 근육 수축의 요인이 스트레스에 의한 교감 신경의 과도한 자극에 있든, 혈액 순환의 장애로 인한 근육의 경직에 있든 모든 문제의 시발점은 자율신경의 이상에 있다고 볼 수 있다.

편두통은 왜 생기나

기존의 학설에 의하면 편두통은 어떤 요인에 의해서 뇌에 있는 혈관이 수축되면(보통 이런 상태일 때 편두통의 전조 증상이 나타난다), 이 상태를 해소하기 위해 우리 몸에서는 강력하게 혈관을 확장하게 된다. 이렇게 확장된 혈관이 주변 조직이나 신경에 자극을 줌으로써 강렬한 통증이 나타나는 것이다.

편두통은 이렇게 혈관에 변화가 생겨 나타나는 것이기 때문에 혈관 운동성 두통으로 분류하고 있으며, 통증의 양상도 확장된 혈관이 주변 조직을 자극하여 생기는 것이므로 맥박이 뛸 때마다 쿡쿡 쑤시듯이 아프거나 지끈지끈 쑤시는 통증이 생기게 된다.

그런데 이와 같이 혈관 운동에 영향을 미치는 근본 원인은 모두 자율신경에 이상이 있는 탓이라 할 수 있다.

이런 사실을 더욱 더 확고히 해주는 사실이 있다.

기존의 학설과는 달리 최근 발표된 학설에 따르면 편두통이 생기는 근본 원인은 세로토닌이라는 신경 전달 물질이 부족하기 때문이라고 한다.

즉, MRI라는 장비로 뇌의 혈류 상태를 관측해 본 결과 편두통이 시작될 때 뇌 안에서 혈관 수축으로 인한 허혈 (피가 부족한 현상) 현상이 일어나지도 않았으며 통증 또한 혈관 확장에 의한 것이 아니라는 것이다.

이 이론에 따르면 세로토닌의 부족으로 인해 대뇌 피질의 지각 신경에 이상이 생기고 이것이 교감 신경에 자극을 일으키게 되며, 이것이 다시 대뇌 피질을 자극하여 통증 유발 물질이나 염증 유발 물질을 유리시킴으로써 편두통을 유발시킨다는 것이다.

여하튼 편두통의 유발 원인이 세로토닌에 있든 혈관 수축에 있든 궁극적으로는 이 모두가 자율신경에 이상이 있어서 발생하는 것이라고 할 수 있다.

근원적으로 두통에서 벗어날 수 있는 방법은 어디에 있을까?

편두통이나 긴장형 두통과 같이 반복해서 고질적으로 사람을 괴롭히는 두통의 이면에는 자율신경의 이상이라는 공통된 문제가 도사리고 있다.

이런 자율신경의 문제가 해결되지 않는 한 우리는 결코 두통에서 자유로울 수 없는 것이다.

편두통과 같은 혈관 운동성 두통도, 자율신경이 정상적인 기능만 발휘하고 있다면 애초부터 생기지 않았을 것이다.

자율신경이 정상적으로 움직인다면 세로토닌이라는 신경 전달 물질에 과부족이 생기지도 않을 것이고, 또 혈관의 비정상적인 수축이나 과도한 확장 같은 이상 현상도 생기지 않았을 것이다.

긴장형 두통의 원인인 근육의 비정상적인 수축 현상도 자율신경만 제대로 움직인다면 일어나지 않았을 것이며, 이 두 종류의 만성적인 두통이 우리를 괴롭힐 여지도 없었을 것이다.

결국 어떤 원인 질환에 의해 급작스레 생기는 급성 두통을 제외하고는, 만성적으로 생기는 모든 두통의 근원적인 문제는 자율신경의 이상이라 볼 수 있으므로, 자율신경의 이상만 치유하면 그렇게 지긋지긋한 두통에서 해방될 수 있는 것이다.

일 년에 두 번 이상 걸리는 감기,
그냥 두면 어떻게 될까?

04

누구에게나 흔히 찾아오는 질환 중 하나가 아마도 감기일 것이다.

감기란 인플루엔자 바이러스에 의해 발생하는 감염성 질환이며, 아직까지 감기를 일으키는 원인균을 직접 죽일 수 있는 항균제가 없기 때문에 약으로 치료될 수 있는 질환이 아니라 할 수 있다.

그런데도 우리가 감기에 걸렸을 때 약을 먹는 이유는 감기로 인한 열이나 기침, 콧물 등과 같은 증세를 경감시키기 위해서이지 감기를 낫게 하기 위해서는 결코 아니다.

이렇게 약으로 치료되지도 않는 감기에 대해 필자가 굳이 이야기하는 이유는, 감기가 우리의 건강 상태에 대해 특별히 시사해 주는 부분이 많기 때문이다.

즉, 감기는 우리의 건강 상태나 면역력이 현재 어떠한 상태에 있는지를 나타내 주는 바로미터라 할 수 있다.

감기에 걸렸다는 것은 어떤 이유에 의해 내 몸의 건강 상태가 나빠졌고 그와 동시에 면역력이 약해졌다는 사실을 보여준다.

그렇기 때문에 감기에 걸렸을 때에는 휴식을 취한다든지 하여 무너진 면역력을 회복해 주어야 한다. 그래야 감기에서 벗어날 수 있는 것이지, 휴식도 취하지 않고 계속 무리하면서 약에만 의존해 감기에서 벗어나려고 생각하다간 더 큰 일이 생길 수도 있다.

면역력이 약해져서 감기에 걸렸는데 면역력을 복원시키기는커녕 계속 몸에 무리를 주게 된다면 감기에 이어 또 다른 세균에 재차 감염될 수도 있는 것이다.

감기에 걸렸을 경우 정상적인 건강 상태를 지닌 사람이라면 일주일 정도의 시간 안에 이차적인 감염 없이 자기 몸의 면역계가 감기를 이겨 낼 수 있게 된다.

그런데 이 기간이 지나도 감기가 낫지 않는다면, 이는 감기 바이러스의 감염에 이어 다른 세균에 이차적인 감염(기관지염, 편도선염, 비염, 폐렴, 신우신염 등)이 이루어진 것이라 볼 수 있다.

이렇게 이차 감염이 허용되는 상황까지 가게 되었다는 것은 그 사람의 면역력이 아주 약해졌다는 사실을 나타내 주는 것이다.

따라서 이런 경우 감기 문제를 떠나 자기의 건강 상태에 대한 신중한 점검을 해봐야 한다.

그동안 자신의 생활 습관이나 자신이 하는 일이 건강을 유지할 수 없게 했다는 자각을 스스로가 가지고, 그런 바 탕 위에서 자신의 건강을 회복시킬 수 있는 구체적인 계 획과 실행이 뒷받침되어야 할 것이다.

그렇지 않고 '그냥 어쩌다 보니 감기가 오래 가는구나' 하고 넘어가 버린다면, 나중에는 의학의 힘으로도 막을 수 없는 질병이 찾아올 수도 있다.

우리에게 찾아오는 불치병이란 한마디로 우리 인류가 가지고 있는 약으로 치유할 수 있는 병이 아니다(약으로 치료될 수 있는 것이라면 불치병이 아닐 것이다). 우리의 면역력이 약해진 틈을 타고 우리 몸에서 자라나게 된 질 병이기 때문에, 면역력이 약해졌다는 신호를 받는 순간 반드시 약해진 면역력을 회복시킬 수 있는 보완 조치를 취해야 할 것이다.

　이런 일을 게을리 한 채 시간을 보내다 보면 나중에는 돌이킬 수 없는 상황이 발생하게 된다. 그때 가서 후회해 본들 지난 시간을 돌이킬 수는 없을 것이다.

　또, 한 번 감기에 걸린 이후에는 우리의 면역계가 제자리를 찾게 되므로 정상적인 건강 상태를 지니고 있는 사람의 경우 보통 6개월 정도 감기 같은 감염성 질환에 걸리지 않을 것이다.

　이런 면역력 유지 기간을 감안한다면 일 년에 두 번 정도 감기에 걸리는 게 정상적인 것이라고 보아도 좋을 것이다.

　그러나 일 년에 두 번 이상 감기와 같은 감염성 질환에 걸린다면 분명 그 사람의 건강 상태에 어떤 문제가 있는 것이라 볼 수 있다.

　면역력의 지속 기간이 짧다는 것을 의미하므로 그 사람의 면역 체계에 무언가 문제가 있다는 것이고, 이런 문제가 해결되지 않고 오랜 기간 계속된다면 결국 암과 같은 질환이 나타날 수도 있는 것이다.

　만약 자신이 일 년에 몇 차례씩 감기에 걸린다면(심한

사람은 한 달에도 몇 차례씩 감기약을 먹는 사람도 있다)
먼저 자기의 자율신경에 이상이 없는지 살펴보아야 할 것
이다.

그리고 이상이 있다면 그런 이상이 어디에서 왔는지를
확인한 후 이상을 초래한 원인을 제거함으로써, 자신의
자율신경이 정상적인 상태로 회복되도록 조치해야 할 것
이다.

어떠한 일이든 문제가 발생하면 가능한 한 빨리 해결하
는 것이 좋은 것이다.

6장

불면증, 수면제나 신경 안정제로
나을 수 있나?

불면증, 수면제나 신경 안정제로
나을 수 있나?

01

불면이나 수면 장애 관련 질환으로 병원을 찾는 사람들이 두통이나 감기 환자 다음으로 많을 정도로 수면과 관련된 장애를 겪고 있는 사람들이 점점 늘어나고 있다.

특별한 이유도 없이 늘 피곤하다고 호소하는 사람들 중에는 수면 장애로 인한 만성적 피로가 그 원인인 경우도 많이 있다.

불면의 고통을 겪어본 사람은 그것이 얼마나 괴로운지를 잘 알고 있기 때문에 불면증의 조짐이 보이면 그 증상이 악화되지 않도록 적절한 조치를 취하게 된다. 하지만 그런 경험이 없는 사람은 자기에게 수면 장애 증세가 있어도 그것이 수면 장애인지를 모르고 지내기 때문에 문제가 된다.

이런 사람들은 수면 장애로 인하여 자기 몸 어딘가에 심각한 문제가 생긴 후에야 비로소 자기에게 수면 장애 증세가 있다는 사실을 깨닫게 되기 때문이다.

그러나 수면 장애로 인하여 자기 몸이 이미 심각한 상태가 되면 그 몸을 다시 원상으로 회복시키려면 많은 어려움이 따르게 마련이다.

그러므로 이 기회를 통해 수면 장애란 어떤 것이며, 또 그러한 수면 장애 증상은 어떻게 바로 잡을 수 있는지에 대해 알아보기로 하자.

수면 장애란 어떤 것인가?

흔히 수면 장애라 하면 먼저 떠올리는 것이 잠을 제대로 자지 못하는 불면증일 것이다.

불면증이란 잠자리에 누워 30분 이내에 잠들지 못하거나, 수면 지속 시간이 4시간 이내로 짧은 상태를 말한다.

물론 이렇게 잠을 잘 자지 못하는 것이 수면 장애의 주된 부분을 차지하기는 하지만, 그와는 반대로 잠을 너무 많이 자는 것이나, 잠을 자기는 하되 숙면을 취하지 못하는 것도 수면 장애의 또 다른 유형이라 할 수 있다.

이렇듯 잠을 잘 자지 못하는 수면 장애로는 다음과 같은 유형이 있다.

- 잠들기가 어려운 형태의 수면 장애
- 잠을 깊이 자지 못하는 수면 장애
- 새벽에 일찍 잠이 깨어 다시 잠들기 어려운 수면 장애
- 잠자는 도중에 몇 번이고 잠이 깨는 형태의 수면 장애
- 8시간 이상 긴 수면을 취해도 잠이 모자라 낮에도 항상 졸리고 피곤해 하는 수면 과잉 현상

이와 같은 수면 장애 증상은 왜 나타나게 되는 것인가?

불면의 원인은 매우 다양하다.

어떤 기본 질환에 의해 나타나게 되는 불면증, 즉 정신과적 질환이나 불안 장애, 역류성 식도염이나 갑상선 질

환, 기관지염이나 천식 등과 같은 질환이 있을 때 이에 따른 증상의 하나로 불면증이 나타날 수 있다.

이러한 경우는 그 원인 질환을 치유하면 불면 문제는 저절로 해결되므로 여기서는 거론하지 않기로 한다.

사실 문제가 되는 것은 어떤 뚜렷한 원인 질환이 없이 나타나는 불면증이다.

그렇다면 이와 같은 불면증은 왜 나타나는 것일까?

사람의 몸에는 바이오리듬이란 것이 있다.

이러한 바이오리듬은 모두 자율 신경이 만들어 주는 것이다.

즉, 해가 떠 있는 낮 동안에는 교감 신경계가 활동하여 우리 몸이 활발한 활동을 할 수 있게 하고, 해가 진 밤에는 낮 동안 활동한 교감 신경계가 휴식을 취하는 대신 부교감 신경계가 활발하게 움직여 낮 동안 사용한 에너지를 보충한다든지, 지친 몸을 쉬게 하는 변화가 우리 몸속에서 이루어지고 있는 것이다.

이런 과정이 원활하게 진행되면 활기찬 낮 동안의 활동과 편안한 밤의 휴식을 늘 누릴 수 있는 것이다.

그러나 어떤 문제가 생겨 신경을 많이 쓰게 되거나 오랜 기간 동안 스트레스를 받아 자율 신경계에 이상이 생기게 되면 이와 같은 바이오리듬이 무너지게 된다.

이런 상황에 처하게 되면 불면증이 찾아오게 되는 것이다.

몸은 피곤해서 죽을 맛이지만 자려고 누우면 어느 새 잠은 달아나 버린다거나, 잠자기 위해 누웠지만 세상의 온갖 일들에 근심, 걱정이 머리 속을 떠나지 않는다거나, 괜한 불안감으로 긴 밤을 뜬 눈으로 지샌다든지 하게 되는 것이다.

이와 같은 모든 일들은 자율 신경계가 정상적인 상태를 벗어 낫기 때문에 생기는 현상인 것이다.

그러므로 불면증을 치유하기 위해 가장 먼저 해야 할 일은 자율신경의 이상 상태를 바로잡아 자율신경이 정상적인 활동을 할 수 있도록 만들어 주는 것이다.

지금까지 우리는 불면증을 어떻게 다스려 왔나?

잠이 오지 않아 고민스러우면 우선 수면제를 생각하게 될 것이다.

그러나 우리가 예전에 사용했던 수면제들은 그 부작용이 너무 심해 조금만 많이 복용해도 영원히 잠들 수 있는 등의 문제가 생기곤 했다. 그래서 요즈음 개발된 것이 흔히 사용하고 있는 신경 안정제와 같은 약들이다.

그러나 이와 같은 약들 역시 그 작용 과정을 자세히 살펴보면, 과연 이러한 신경 안정제들이 불면증을 제대로 치료해 줄 수 있는지 의구심이 들게 된다.

사실 수면제나 신경 안정제들은 모두 비슷한 약리 작용을 한다. 단지 차이가 있다면 그 작용하는 힘이 강한가 그렇지 않은가 정도이다.

우리가 잠을 이루지 못하는 것은 우리의 신경 세포가 비정상적으로 흥분되어 있기 때문이다. 수면제나 신경 안정제는 모두 이렇게 흥분된 신경 세포가 더 이상 흥분하지 못하도록 억제시키는 작용만 할 뿐이다.

신경 세포가 흥분되었다는 것은 마이너스 상태에 있던

신경 세포의 전위가 어떤 자극에 의해 플러스 상태로 바뀌었다는 것을 의미한다.

그러므로 이렇게 흥분된 신경 세포를 차분하게 가라앉히는 방법은, 플러스 상태에 있는 신경 세포의 전위를 마이너스 상태로 만들어 주는 것이다.

신경 안정제나 수면제 등은 세포 안으로 음이온(마이너스 전위를 가진 염소 이온)을 강제로 집어넣어 세포 안의 전위를 마이너스 상태로 바꾸어 주는 작용을 한다.

이렇게 되면 신경 세포의 활동이 둔해져서 아무런 생각도 떠오르지 않게 되거나, 그냥 잠을 자게 되는 것이다.

그러나 신경 안정제 등의 약효가 사라지면 본래 지니고 있던 문제가 다시 나타나게 되어 또 다시 신경 세포가 흥분하게 된다.

불면증 치료에 신경 안정제나 수면제 등을 사용하는 것은 급한대로 나타난 문제점만 해결하려는 대증 요법이지, 불면의 근본 원인을 해소시키는 방법은 아니다.

더욱이 수면제나 신경 안정제를 사용하여 신경 세포 내의 전기적 활성을 띠는 이온의 균형을 인위적으로 조절하고 있는 상태에서 갑자기 약 복용을 중단하게 되면 신경

세포의 전기적 균형 상태가 깨지게 되므로 생각지도 못한 부작용이 나타나게 된다.

2주 이상 신경 안정제 등을 복용할 경우 약물 의존성이 생기거나 복용을 중단하였을 때 금단 현상이 나타나는 것도 이런 이유에서다.

그렇다면 불면증은 어떻게 다스려야 할까?

다른 모든 질병과 마찬가지로 불면증 또한 그 근본 원인을 해소하는 것이 최선의 방법일 것이다. 즉, 불면증도 자율신경의 이상에 의해 유발된 것이므로 먼저 자율신경의 이상을 바로 잡아야 한다.

일단 앞에서 설명한대로 자율신경의 이상을 바로잡도록 노력해 보고, 그래도 극복되지 않으면 수면제나 신경 안정제가 아닌, 자율신경을 정상적으로 회복시키는 약으로 흐트러진 자율신경계를 정상화하여 불면증을 치료하는 것이 가장 확실하고 올바른 방법이다.

술 마실 때 정말 안주를
잘 먹어야 할까?

02

〈술 권하는 사회〉라는 제목의 소설이 출간될 정도로 우리나라 성인들의 사회 생활과 술은 뗄래야 뗄 수 없는 밀접한 관계를 맺고 있다.

술에 관한 사회 문화적인 측면은 이 책에서 다룰 문제가 아니므로 여기에서는 건강을 지키기 위한 관점에서 술을 어떻게 마시는 것이 우리의 건강에 유익한지, 또 건강에 유익한 방법으로 마실 수 없는 경우라면 어떻게 마시는 것이 몸을 덜 상하게 하는 방법인지에 대해 알아보기로 하자.

우리 몸에 유익한 음주 방법은 무엇일까?

건강에 도움이 되도록 술을 마시려면 우선 음주량을 철저히 지켜야 한다.

하루에 소주잔으로 세 잔 이하의 양을 반주로 즐기는 정도라면 술의 해악에 대한 두려움을 가질 필요 없이 즐기면서 술을 마실 수 있고, 건강에도 유익하다.

이 정도의 양을 마시면 비음주자에 비해 심장병의 발병 위험도 낮출 수 있고, 피로 회복이나 혈액 순환 촉진 작용 등 술이 우리에게 줄 수 있는 유익한 점을 고스란히 얻을 수 있다.

그러나 이 양을 넘어서게 되면 그때부터는 술의 유익한 점은 모두 사라지고 해로움만 남게 된다.

그러나 우리나라와 같이 여러 사람이 모여 서로에게 술을 많이 마시도록 강요하는 음주 문화에서는 자신의 건강만을 우선하여 3잔 이하로 마시기가 무척이나 힘들다.

이렇게 적당히 마시기가 힘든 상황에서 술에 의한 해악을 최소하려면 어떻게 해야 할까?

세간에는 요령 있게 술을 마시는 방법과 다음날 괴로움

을 덜기 위한 여러 가지 금언들이 있다.

그 중의 하나가 바로 '술 마실 땐 안주를 든든히 먹어야 한다' 는 것이다.

우리나라 사람들이 가지고 있는 술에 대한 잘못된 상식을 나타내 주는 말 중에서 대표적인 것이 바로 이것이다.

과연 술 마실 때 안주를 든든하게 먹으면 속을 덜 버리게 될까?

결론부터 말하자면 이것은 사실이 아니다.

그 이유는 두 가지 관점으로 설명할 수 있다.

대부분의 사람들이 음주 후에 겪게 되는 고통은, 과도한 음주로 인해 위나 장에 이상이 생기는 증상, 또 섭취한 알코올을 간에서 제대로 대사시키지 못해 생기는 숙취이다.

이런 점에서 보면 음주시 안주를 든든히 먹는다는 것은 화약을 들고 불난 곳에 가는 것과 마찬가지라 할 수 있다.

그러면 그 이유를 하나하나 살펴보도록 하자.

먼저 위에 미치는 영향에 대해 알아보자.

일반적으로 과음을 하게 되면 토하게 되거나 속이 불편한 경우가 많다. 그것은 알코올의 영향으로 위장의 연동운동이 억제되기 때문에 술 마실 때 먹은 음식물들이 시간이 흘러도 소화가 되지 않아 장으로 내려가지 못하고 위 안에 머물러 있다가 구토 반응과 함께 위 속에 있던 음식물이 역류되어 토하게 되는 것이다.

이와 같이 아무리 몸에 좋은 안주라 하더라도 술을 많이 마신 상태에서는 음식물이 제대로 소화되지 않으므로 안주를 많이 먹게 되면 오히려 위에 심한 자극만 주게 된다.

또한 음식물이 위 안에 오래 머무르게 되면 그로 인해 위산 분비가 촉진되고 이렇게 만들어진 위산이 위벽에 자극을 주어 상처만 생기게 할 뿐 우리 몸이 얻는 실익은 아무것도 없다.

술을 적게 마신 때라면 좋은 안주가 몸에 이로울 수도 있겠지만 많이 마셔야 할 상황이라면 애초에 안주를 먹지 않는 것이 위장에 미치는 피해를 줄일 수 있을 것이다.

참고로 얘기하자면, 알코올은 위염이나 위궤양의 악화 요인이 아니다. 그러므로 술만 마신다면 위가 나빠질 이유가 없는 것이다.

위장에 대한 영향은 이 정도로 하고 다음은 간에 대한 영향을 살펴보자.

우리가 익히 알고 있듯이 소주 3잔 이상의 술을 마시게 되면 간은 알코올의 자극으로부터 간세포를 보호하기 위하여 몸에 있는 지방을 간으로 불러들이게 된다.

이것이 바로 알코올성 지방간을 일으키는 기전인 것이다.

이렇게 간으로 모여든 지방이 다시 빠져나가는 데에는 3일 정도의 시간이 걸리게 된다.

그러므로 매일 같이 술을 마시게 되면 간으로 몰려든 지방이 빠져나갈 틈이 없기 때문에 결국 간에 지방이 쌓이게 되고 이렇게 쌓인 지방으로 인해 간의 기능이 떨어지게 되는 것이다.

이렇게 다른 것은 먹지 않고 술만 마셔도 간에 지방이 쌓이게 되는데, 거기에다 속 버리지 말라고 기름진 안주마저 먹게 된다면 간에 축적되는 지방의 양이 더욱 증가하게 될 것이다.

즉, 간에 이중 삼중의 부담을 안기게 되는 것이다.

결론적으로 말하자면 술을 마실 때에는 안주 없이 술만 먹는 것이 술도 적게 먹을 수 있고 건강에도 유익한 비결이 될 것이다.

술 마실 때 속 버리지 않는 비결이라며 기름진 안주를 먹거나 많이 먹는 것은 사실은 속을 망치는 비결인 것이다.

그렇다면 술을 어떻게 마시는 것이 우리 몸이 받는 피해를 최소화할 수 있을까?

- 술을 많이 마시게 되더라도 최소한 4일 이상의 간격을 두고 마신다.
- 최소한 술 마시기 2시간 전에 가벼운 식사를 하고, 술자리에서는 절대 안주를 먹지 않는다.

이상의 두 가지 규칙만이라도 지키면서 술을 마신다면 술로 인한 피해를 줄일 수 있을 것이다.

맺 음 말

사람의 삶이 가치 있는 이유는 자기의 노력으로 이상을 실현해 나갈 수 있기 때문일 것이다.

이런 이유에서 인간의 생명은 다른 어떤 생명과는 비교할 수 없는 존엄한 가치를 지닌다.

만약 사람으로서 자기가 실현하고자 하는 이상이 없는 삶을 산다면 그 삶은 어떠할까?

또 비록 이상은 가지고 있다 하더라도 그것을 실행할 수 있는 능력이 없다면 차라리 이상이 없는 삶보다 못할 것이다.

이렇게 이상을 실현할 수 있는 능력 중에서 가장 중요한 것은 무엇일까?

아무리 세상을 뒤덮을 학식과 능력을 가지고 있다 하더라도 건강하지 못하다면 그것을 사용할 수 없을 것이므로 모든 것이 무용지물이 될 것이다.

이런 관점에서 본다면 이 세상을 살아가는데 있어서 가장 중요한 것은 바로 건강이다.

그러나 안타까운 점은 많은 사람들이 건강을 잃기 전까지는 건강의 소중함에 대해서 잘 모르고 지낸다는 것이다.

그저 눈 앞에 보이는 삶에 급급한 나머지 자기의 건강은 언젠가 한가해지면 돌보면 되겠지라는 생각으로 그냥 넘어가 버리는 경우가 대부분이다.

이와 같은 생각의 결과가 우리에게 주어진 125년이라는 수명의 1/3을 잃어버리게 만들었으며, 또 그 얼마 되지 않는 삶의 기간도 질병의 고통과 함께 살아가게끔 만드는 것이다.

사람은 질병의 고통 없이 살아갈 수 있도록 만들어졌다.

지금까지 그렇게 만들어졌다는 사실에 대하여 살펴 보았다.

누구나 자기 몸을 제대로 관리하면 질병 없이 건강하게 살 수 있다.

이 내용은 단지 듣는 사람의 기분을 좋게 만들기 위해 지어낸 이야기가 아니라 그 모든 것이 과학적으로 입증된 사실들이다.

또 이렇게 만들어져 있는 우리 몸을 관리하는 방법에 대해서도 살펴 보았다.

이러한 내용들을 잊지않고 우리의 가슴에 간직해 두고 매일의 생활에 적용해 나간다면 질병이란 단어를 나와는 상관 없는 것으로 만들 수 있을 것이다.

사람이란 누구 나가 편한 것은 좋아하고 힘들고 성가신 것은 싫어하기 마련이다.

그러나 우리 몸은 쉽고 편한 것만 좋아해서는 결코 건강하게 살 수 없게 만들어져 있다.

아플 때 약만 먹으면 나을 수 있고, 보약만 먹으면 몸이 튼튼해 질 수 있다면 옛날 황제나 임금들이 장수하지 못한 이유가 어디에 있겠으며, 오늘날 재벌 총수들이 질병으로 죽는 이유를 어디에서 찾을 수 있겠는가!

사람의 몸이란 스스로 보살피고(운동, 휴식) 적절하게 사용하면 주어진 수명 동안 아무 문제 없이 사용할 수 있도록 안배 되어 있다.

단지 자율신경이 제 기능을 발휘할 수 있게만 해준다면 모든 문제는 우리 몸이 스스로 알아서 해결해 주는 것이다.

이렇게 완벽한 몸을 받아 나온 우리가 스스로의 잘못으로 주어진 건강을 지키지 못하게 된다면 무슨 낯으로 우리를 있게 해준 분을 만나 뵐 수 있겠는가!

우리에게 주어진 하루 24시간 중에서 10%만, 그것이 어렵다면 단지 5%에 지나지 않는 한 시간 정도만이라도 자기의 건강에 유익한 일을 하는 시간으로 만들어 보자.

그렇게 해도 자기에게 주어진 인생에서 자기 건강을 위해 쓰는 시간은 얼마되지 않는다.

이런 시간마저 아까워 한다면 어쩔 수 없는 노릇이지만 가장 소중한 자기 건강을 위해 이 정도는 투자할 수 있지 않는가!

이렇게 건강을 지키기 위해 노력한다면 "건강 125세"는 구호에만 그치지는 않을 것이다.

그것을 가능하게 해주는 여러 가지 능력이 우리 몸 안에 있지 않는가!

참고문헌

- Goodman and Gilman, "The Pharmacological Basis of Therapeutics"

- Lloyd Yee Young and Mary Anne Koda-Kimble, "Applied Therapeutics"

- Brodie, B. B. and Shore, P. A., "A Concept for a Role of Serotonin and Norepinephrine as Dremical Mediators in Brain", Ann. N.Y. Acsd. Sci, 1957.

- Morrison, T. H.; Magistretti, P. J.; Benoit, R. and Bloom, F. C., "The Distribution and Morphological Characteristics of the Intracortical VIP-positive Cell: An Immunocytochemical Analysis", Brain Res, 1984.

- Nicoll, R. A.; Alger, B. E. and Tahr, C. E., "Enkephalin Blocks Inhibitory Pathways in the Vertebrate CNS", Nature, 1980.

- Seeman, P., "Brain Dopamine Receptor, "Pharmacol. Rev, 1981.

- Snyder, S. H., "Brain Peptide as Neurotransmitters", Science, 1980.

- Swanson, L. W. and Sawchenko, P. E., "Hypothalamic Integration; Organization of the Paraventricular and Supraoptic-nuclei", Annual Review of Neuroscience, 1983.

- Borhely, A. A.; Mattmann, P.; Loepfe, M.; Fellman, I. And Gerne, M., "A Single Dose of Benzodiazepine Hypnotics altered the Sleep EEG in the Subseqent Drug-free Night", Eur. J. Pharmacol, 1983.

- Alexanderson, B. and Sjoqvist, F, "Individual Deffrence in the Pharmacokinetics of Monomethylated Tricyclic Antidepressants: Role of Genetic and Environmental Factor and Clinical Importance", Ann. N.Y. Acad. Sci, 1971